Erika Berger

SPÄTES GLÜCK

Erika Berger

SPÄTES GLÜCK

Liebe, Sex und Leidenschaft
in reifen Jahren

mvg Verlag

Bibliografische Information der Deutschen Nationalbibliothek

Die Deutsche Nationalbibliothek verzeichnet diese Publikation in der Deutschen Nationalbibliografie.
Detaillierte bibliografische Daten sind im Internet über http://dnb.d-nb.de abrufbar.

Redaktionelle Mitarbeit: Rebecca Herrmann
Umschlaggestaltung: Morian & Bayer-Eynck
Umschlagabbildung: Manfred Esser
Satz: Manfred Zech, Landsberg am Lech
Druck und Bindearbeiten: CPI – Ebner & Spiegel, Ulm
Printed in Germany
ISBN 978-3-636-06359-5

»Das große Glück in der Liebe besteht darin,
Ruhe in einem anderen Herzen zu finden.«
Jeanne Julie de Lespinasse (Paris 1732–1776)

Für meine Freunde Susanna, Armin und Manfred.
Danke für Eure Geduld und die vielen guten Gespräche!

Inhalt

Einleitung

Die Liebe ist ein Thema, das uns unser ganzes Leben lang beschäftigt und begleitet.

Ist man sehr jung, dann hat man noch nicht viel Ahnung – aber unglaublich romantische Vorstellungen davon.

Ich kann mich noch sehr gut an die Gespräche mit meiner liebsten Freundin Irmi erinnern. Wir waren, glaube ich, damals so 12 oder 13 Jahre alt und fühlten uns sehr wichtig und vor allem aufgeklärt in Liebesdingen. Schon allein deshalb, weil wir ja in der Schule von den Jungs heftig beflirtet wurden. Und darüber haben wir uns natürlich wilde Sachen erzählt und auch erträumt.

Irmi hat mir eines Tages gesagt, dass sie mitgekriegt hat, wie ihre Mutter weinte und ihr Vater herumbrüllte. Ich konnte das überhaupt nicht begreifen und meinte, dass das wahrscheinlich echte Liebe sein müsse oder eine Art davon. Denn wenn zwei Menschen verheiratet sind und Kinder haben, dann müssen sie sich doch lieben! Irmi hat das übrigens auch so gesehen. Hat allerdings vermutet, dass es eher Liebekummer ist, der die Eltern beschäftigte. Weil man ja sonst weder weint noch brüllt!

Wie auch immer, dieses Problem konnten wir beiden Mädels nie richtig klären. Wir sind nämlich kurze Zeit später mit unseren eigenen Lieben beschäftigt gewesen.

Ich denke, dass wir die erste Liebe alle ähnlich erleben – dieses verwirrende Spiel zwischen Mann und Frau, das es zu entdecken gibt. Wir erleben, dass die Gefühle Achterbahn fahren, dass wir himmelhoch jauchzend und dann wieder zu Tode betrübt sind. Über diese Gefühle haben wir natürlich mit niemandem gesprochen, wir haben still vor uns hingelitten – denn wir waren davon überzeugt, dass uns kein Mensch – schon gar nicht die Eltern – verstehen kann.

Und die Eltern? Die waren total genervt und haben sich nichts anderes gewünscht, als dass die Zeit der Pubertät schnellstens vorübergeht.

Die Retourkutsche haben wir bekommen, als wir dann selbst Kinder hatten. Und die waren nicht anders als wir. Auch unerträglich mit den ganzen Launen, die die Pubertät mit sich bringt. Um ehrlich zu sein, ich habe als Teenager keinen Gedanken daran verschwendet, welchen Kummer ich meinen Eltern gemacht habe. Als Mutter aber habe ich mir pausenlos Sorgen gemacht und als meine Tochter zum ersten Mal verliebt war, war das – jedenfalls für mich – ein Drama.

Aber es war kein Drama, denn es ist die normalste Sache der Welt, wenn sich ein Kind verliebt! Und es muss ja auch nicht immer gleich etwas »passieren«! Fest steht nur, dass Sohn oder Tochter sich für das andere Geschlecht interessieren. Die ersten Erfahrungen in der Liebe und beim Sex stellen die Weichen für das Glück einer späteren Partnerschaft. Deshalb ist es wichtig, dass man sich selbst an diese Zeit zurückerinnert – als man selbst zum ersten Mal verliebt gewesen ist.

Warum ich Ihnen das jetzt erzähle, wo es doch um die reife Liebe und um das späte Glück geht? Ganz einfach deshalb, weil sich nun alles wiederholt: Wir sind jetzt in den reifen Jahren, leben allein, weil der Partner gestorben ist, weil man verlassen wurde oder geschieden worden ist oder man beginnt sich auf einmal wieder richtig für den eigenen Partner, den man noch hat, zu interessieren!

Auf den Punkt gebracht bedeutet das: Wir haben uns wieder verliebt und sehen die Welt wieder rosig!

Nur sind es jetzt unsere Kinder, die uns in das späte Glück hineinreden wollen. Nach dem Motto: Was soll denn das, ihr macht euch doch nur lächerlich, in eurem Alter! Das muss doch jetzt nicht sein! Darauf kann ich nur antworten: Doch, es muss sein! Denn für die Liebe gibt es zum einen zum Glück keine Altersgrenze und zum anderen braucht jeder Mensch, egal ob Mann oder Frau, das Gefühl von Zärtlichkeit und Geborgenheit. Das Gefühl, da ist jemand, der mich auffängt, wenn ich traurig bin, der sich mit mir freut, wenn ich glücklich bin. Man kann sich möglicherweise darüber streiten: Aber der Mensch ist nicht als Einsiedlerkrebs geboren. Der Mensch braucht die Zweisamkeit, er will geliebt werden, um wieder lieben zu können.

Und damit bin ich jetzt bei der großen Frage:

Was ist eigentlich Liebe?

1

Alles über die Liebe und andere Katastrophen

Mir ist schon klar, dass Sie jetzt zwei Dinge sagen werden!

Entweder: Was soll der Quatsch? Liebe ist absolute Gefühlsduselei und ab einem gewissen Alter nicht mehr da! Oder: Meine Güte, das weiß doch jeder! Liebe ist einfach ein wunderschönes Gefühl und alle Menschen brauchen Liebe.

Wer jetzt glaubt, dass Liebe Gefühlsduselei ist, der befindet sich auf dem Holzweg! Denn absolut richtig ist, dass jeder Mensch Liebe und das Gefühl der Zuwendung braucht. Deshalb, so sage ich, ist die Liebe der Motor unseres Lebens! Die Liebe macht uns stark und sie macht uns glücklich!

Bedenken Sie doch einmal, wie sich die Liebe in unserem Leben entwickelt: Zuerst lieben Sie Ihre Mutter, den Vater, die Geschwister, die Freunde und die Freundinnen. Irgendwann ist der Punkt gekommen, völlig egal ob in der Pubertät oder in den reiferen Jahren, da konzentriert sich dieses Gefühl auf einen einzigen Menschen, auf eine Frau oder einen Mann, von dem man gefesselt ist.

Nur wage ich zu bezweifeln, dass man immer sofort sagen kann: Ja, es ist Liebe!

Zugegeben, es kann passieren und ich kenne das aus meinem eigenen Freundeskreis! Wo er vor ihr stand – und sie sofort wusste: Diesen Mann liebe ich! Und die beiden sind seit Jahren ein glückliches Paar! Aber – wie gesagt – das ist in der Tat sehr selten.

Es ist immer zuerst das Verliebtsein, das uns die Schmetterlinge im Bauch wirbeln lässt, das uns den Verstand raubt und uns Dinge tun lässt, die manchmal ziemlich unsäglich sind. Oder doch nicht? Ich denke, dass man in solchen Momenten im Grunde immer das Richtige tut – völlig egal, was andere darüber denken. Wir wollen dem Objekt unserer Begierde doch nur zeigen, wie wichtig uns die ganze Sache ist.

Verliebtsein ist ein außerordentlich angenehmer Zustand! Wir fühlen uns im siebten Himmel und schweben wie auf Wolken.

Dieser Zustand, der oft mit Liebe verwechselt wird, macht allerdings auch blind: Das ist uns zwar allen klar, aber die Neurobiologin Mara Dierssen vom Genforschungszentrum in Barcelona fand bei Studien heraus, dass bei verliebten Menschen ein bestimmter Bezirk im Gehirn abgeschaltet wird, der das Erkennen von Fehlern ermöglicht. Dierssen folgert also: »Wenn wir uns verlieben, verlieren wir die Fähigkeit, den Partner kritisch zu beurteilen.« Ich bin mir auch ziemlich sicher, dass wir in dieser Liebesphase auch irgendwie taub werden, denn sonst würden wir nicht alles glauben, was uns so ins Ohr geflüstert wird! Sehr zum Leidwesen der verliebten Menschen geht dieser Zustand, wenn man sich dann zusammengefunden hat, aber auch wieder vorüber!

Bei längerem Nachdenken wird schnell klar, dass zum Beispiel in Schlagern und in der Trivialliteratur nicht die Liebe, sondern die Verliebtheit besungen und beschrieben wird.

»Verliebtsein ist auf Dauer für die Menschen zu anstrengend«, sagt der Beziehungsforscher Prof. Manfred Hassebrauck von der Bergischen Universität Wuppertal. »Das ist ungefähr so, als ob jeden Tag Weihnachten wäre oder man immer Urlaub hätte«, erklärt er sich das Phänomen.

Eine Partnerschaft lässt sich deshalb oft nicht nachhaltig auf Verliebtheit gründen, sondern verlangt dauerhafte Faktoren, weil die Verliebtheit eben zu flüchtig ist. Sie muss deshalb alltagstauglich gemacht werden und dazu gehört ganz sicherlich auch das Vertrauen zu dem Menschen, in den man sich verliebt hat.

Forschungsberichten zufolge soll die Verliebtheit maximal 30 Monate andauern, im Durchschnitt dürfte diese Phase bei den meisten Menschen sogar wesentlich kürzer ausfallen. Gewöhnlich beginnen die ersten Schwierigkeiten in einer Partnerschaft auch dann, wenn die Verliebtheit eines oder beider Partner versiegt.

Was dann?

Dann ist man verletzt, beleidigt, fängt an zu hassen und rennt auseinander. Es sei denn, wir machen uns klar, dass wir, mit Ausnahme der Phase der Verliebtheit, in aller Regel das Gefühl der Liebe für einen anderen nur dann empfinden, wenn dieser uns das gibt, was wir selbst möchten!

Also – Liebe ist im Grunde genommen etwas sehr Egoistisches! Wir lieben einen Menschen nicht um seiner selbst Willen, sondern immer nur, weil er uns bestimmte Bedürfnisse und Wünsche erfüllt! Mit anderen Worten: Fast niemand ist zur bedingungslosen Liebe fähig, einmal abgesehen von einigen Mönchen oder Buddhisten. Wir Normalsterblichen erwarten immer etwas und stellen Bedingungen an unsere Zuneigung zum anderen. Werden diese Bedingungen nicht erfüllt, werden die Erwartungen enttäuscht, dann denken wir sofort über eine Trennung nach!

Schade eigentlich, denn jede Liebesbeziehung lebt von der Erfüllung der Bedürfnisse des anderen! Nur wenn wir uns dessen bewusst sind, dann kann eine Partnerschaft, eine Liebe funktionieren. Denn die Liebe lebt vom Geben! Das bedeutet auch: Wir müssen uns um den Partner und um die Liebe bemühen und wir müssen lernen, Kompromisse einzugehen! Und noch etwas darf nicht vergessen werden: Nur wer sich selbst liebt, kann Liebe, wirkliche Liebe, geben. Mit der Liebe ist es so wie mit dem Frieden: Frieden kann immer nur derjenige stiften, der in seinem Inneren ein friedvoller Mensch ist.

Deshalb gebe ich Ihnen ein paar Tipps, wie Sie die Liebe zu Ihrem Partner am Leben erhalten:

- Erinnern Sie sich vor dem Schlafengehen daran, welche positiven gemeinsamen Erfahrungen Sie an diesem Tag mit dem Partner gemacht haben.
- Suchen Sie im Alltag gezielt nach den Verhaltensweisen und Eigenschaften, die den Partner für Sie am Anfang so attraktiv gemacht haben. Erinnern Sie sich genau daran, was Sie an ihm so anziehend fanden.
- Schauen Sie sich die Bilder von sich und Ihrem Partner aus der Zeit an, als Sie noch Schmetterlinge im Bauch hatten. Versetzen Sie sich genau in die Situation, in der die Bilder entstanden sind, Sie werden wieder ein Prickeln verspüren.
- Fragen Sie sich, wofür Sie Ihrem Partner dankbar sein können. Wo hat er Sie besonders unterstützt? Was haben Sie gemeinsam an Problemen gemeistert? Welche Ziele haben Sie gemeinsam verwirklicht?
- Auch wenn das in der heutigen Zeit altmodisch klingen mag: Schreiben Sie Ihrem Partner einen Liebesbrief, in dem Sie sich für die Zeit mit ihm bedanken!
- Erinnern Sie sich daran, welche Komplimente Ihr Partner Ihnen im Lauf der Zeit gemacht hat und in welchem Tonfall und mit welchem Blick er diese ausgesprochen hat.
- Wenn Sie eine Art »Erkennungsmelodie« haben, ein Lied, bei dem Sie sich zum ersten Mal begegnet sind oder miteinander getanzt haben, dann hören Sie sich dieses Lied an.

- In welcher Situation hatten Sie bisher die innigsten Gefühle für Ihren Partner? Wodurch hatten Sie so viel Liebe verspürt? Sie sollten die Erinnerung ein wenig wirken lassen und den Zauber neu entfalten.
- Lernen Sie, sich selbst mehr anzunehmen und zu lieben. Sie können nämlich nur das geben, was Sie besitzen.
- Liebe ist etwas, das täglich Pflege braucht, um nicht zu verkümmern. Das ist wie bei einer wunderschönen Pflanze: Bekommt sie kein Wasser, dann verkümmert sie.

Was ist also Liebe?

Liebe ist, wenn man den anderen so akzeptiert, wie er ist.
Liebe ist, wenn man dafür sorgt, dass es dem anderen gut geht.
Liebe ist, wenn man dem Partner zuliebe
ab und zu auf eigene Wünsche verzichtet.
Liebe ist, wenn man in guten wie in schlechten Zeiten
zusammenhält.
Liebe ist, was man daraus macht –
denn ein Leben ohne Liebe macht krank!

Die viel besungene ewige Liebe

Die ewige Liebe, die wünscht man sich immer – besonders dann, wenn eine Beziehung noch sehr neu ist. Dass im Laufe der Zeit dieses magische Gefühl abnimmt, ist nicht verwerflich, es ist eine Abnutzungserscheinung und wenn dem so ist, dann muss man etwas dagegen tun!

Bei allem Liebesglück, das auf uns hereinprasseln kann, frage ich mich – und Sie sich wahrscheinlich auch: Was ist denn jetzt ewige Liebe? Und gibt es die ewige Liebe überhaupt? Um der Wahrheit die Ehre zu geben: Ich habe darauf keine Antwort. Ich weiß nur, dass wir, wenn wir einen Partner gefunden haben – ob in jungen oder in reiferen Jahren –, die Liebe auf ewig behalten wollen.

Zu diesem Thema hat das EMNID- Institut in einer Umfrage unter 1 000 Männern und Frauen Folgendes ermittelt:

- 97 Prozent aller Befragten in einer Beziehung sagen, dass sie glücklich sind.
- Trotzdem glauben 17 Prozent, dass es irgendwo einen Partner gibt, der besser zu ihnen passen würde.
- 51 Prozent aller befragten Singles fehlt eine Partnerschaft nicht und nur 13 Prozent sind aktiv auf der Suche nach einem Partner.
- Männer glauben zu 55 Prozent an die ewige Liebe und Frauen nur zu 53 Prozent.
- 50 Prozent der Männer und nur 43 Prozent der Frauen glauben, dass die ewige Liebe realisierbar ist.

Und jetzt noch die Antwort auf die Frage: Wie wichtig ist die Liebe?

- »Unwichtig«, sagen 4 Prozent, »wichtig«, dagegen 16 Prozent, und 80 Prozent der Befragten sagen, die Liebe sei für ein erfülltes Leben sehr wichtig!

Ich finde, dass diese Zahlen für sich sprechen und noch nicht alles verloren ist – auch wenn es manchmal danach aussieht!

Schöne, reiche und prominente Menschen – und die Liebe

Wer jetzt meint, dass Geld, Schönheit und Prominenz allein glücklich machen, der ist schiefgewickelt. Denn wenn bei allem Reichtum die Liebe zu einem anderen Menschen fehlt, dann ist gar nichts in Ordnung. Und genau darüber können wir uns täglich informieren, denn die Klatschblätter versorgen uns ja mit allen Nachrichten und lassen dabei vor allem die Liebe nicht aus.

Ich finde zum Beispiel Prinz Charles und seine Camilla immer wieder fabelhaft. Denn die Liebe zwischen Prinz Charles (59) und Camilla (60) schien eine Liebe fürs Leben zu sein! Doch jetzt fliegen immer häufiger die Fetzen bei dem königlichen Paar. Ein Freund der beiden sagte der *Daily Mail*: »In den vergangenen drei Monaten sind die Streitereien eskaliert. Charles kommt mit Camillas lockerer Art nicht klar. Sie ist genervt von seinem Spießertum. Deshalb zieht sich die Herzogin immer häufiger zurück auf ihren Landsitz, um Charles bei seinen offiziellen Veranstaltungen nicht begleiten zu müssen.«

Bei Königs kann man sich eben auf seine Latifundien zurückziehen – und sich dann auch wieder versöhnen. Und wieder lieben.

Die Schauspielerin Iris Berben (57), die mit dem Grimme-Preis für ihr Lebenswerk ausgezeichnet wurde, ist zwar erst seit 2006 mit dem zehn Jahre jüngeren Ex-Stuntman Heiko Kiesow liiert, bekennt aber strahlend: »Die Liebe kennt kein Alter.« Damit hat sie vollkommen recht. Und nach Abschluss der Dreharbeiten zum Fernsehfilm *Der russische Geliebte* meinte sie: »Ich glaube, dass die Liebe die größte Macht ist, die es überhaupt gibt.« Das ist wirklich sehr treffend gesagt.

Und hier habe ich für Sie noch mehr Promi-Lieben:

Seit 25 Jahren sind Goldie Hawn (62) und Kurt Russel (57) fest liiert und schmusen immer noch wie verliebte Teenager. Zwölf Jahre verheiratet sind Melanie Griffith (50) und Frauenschwarm Antonio Banderas (47). Helmut und Loki Schmidt sind seit 66 Jahren verheiratet, sie haben sich und ihrer Liebe immer einen besonderen Stellenwert und auch immer etwas Geheimnisvolles gegeben. Wie könnte sonst immer noch mal der eine und mal die andere beim Schach gewinnen?

In seiner Rolle als James Bond vernaschte Sean Connery (77) das eine oder andere Bond-Girl. Mit seiner Gattin Micheline Roquebrune (78) ist er seit 33 Jahren verheiratet. Beide treten stets als superglückliches Ehepaar auf. Und das sogar ohne die in der Glitzerwelt der Stars üblichen Skandale. Senta Berger (66) und Michael Verhoeven (69) sind ein echtes Vorzeigeehepaar. Sie sind 42 Jahre verheiratet und steuern auf die Goldene Hochzeit zu.

»Das Leben ist kurz genug, um einander gleichgültig zu sein und sogar zu hassen, aber nicht lang genug, um lieben zu lernen. Deshalb bleiben wir alle Stümper in dieser Kunst.«

Genau das sagte Robert de Niro vor gut drei Jahren, als er seine Frau Grace Hightower nach einer Scheidung, die niemals rechtskräftig wurde, zum zweiten Mal geheiratet hatte. Und wie zum Trost fügte er hinzu: »Die beste Figur als Liebender macht noch immer, wer sich einfach nur Mühe gibt.«

Der Wiener Trendforscher Matthias Horx sieht in alldem den »Siegeszug einer reifen Paarpersepktive«. Er sagte dazu:

»Wir überwinden gerade die infantile Phase, in der wir dauernd das andere Geschlecht für unser Unglück verantwortlich machen. Wir verstehen langsam, dass Liebe nicht bedeuten kann, noch mehr Anforderungen an den anderen zustellen, sondern dass sie verlangt, unseren Narzissmus zu überwinden. Wir sind auf dem Weg zur besseren Liebeskultur.«

Der deutsche Sexualforscher Gunter Schmidt definiert es noch treffender:

»Eine neue Generation verlegt den Sex vom Reich der eigenmächtigen Triebe ins Reich der selbstbestimmten, natürlichen Liebe. Die jungen Leute verlieben sich meist in Momenten, wo alles Getue von dem anderen abfällt. Wo sich so etwas ereignet, beginnt es ja erst spannend zu werden.«

Diese Weisheit ist nicht wirklich neu. Neu ist offensichtlich aber, dass es jetzt auffällt, dass manche Paare diese Weisheit seit jeher besitzen.

Wie zum Beispiel Michael und Corinna Schumacher, die einer Umfrage zufolge für das glücklichste deutsche Prominenten-Paar gehalten werden.

»Verliebter als am ersten Tag«, verbringt Andre Agassi mit Steffi Graf ein total unverflixtes siebtes Ehejahr.

Und jetzt habe ich noch ein Ehepaar, das gerade Goldene Hochzeit gefeiert hat: Paul Newmann und Joanne Woodward. Das Bekenntnis des Schauspielers, warum die Liebe immer noch funktioniert, ist schlicht großartig! Er sagte:

»Warum soll ich draußen Hamburger essen, wenn ich zu Hause ein Steak bekomme?« Er sagte aber auch: »Joanne und ich haben nie aufgehört, unser Anderssein zu achten!«

Genau darüber, meine ich, sollten wir einmal nachdenken. Ganz bestimmt kommen wir dann sehr schnell auf einen Punkt, der sehr wichtig ist, wenn man liebt und sein Leben mit einem Menschen teilt: Man sollte niemals versuchen, den anderen nach seinen Vorstellungen zu verändern. Man sollte es lassen, das Leben des anderen vollkommen zu vereinnahmen und dirigieren zu wollen. Und man sollte sich niemals in seiner eigenen Persönlichkeit verbiegen lassen. Nur dann hat man das Glück, lange Zeit zu lieben!

Interessant finde ich auch, was Prominente zum Thema Glück sagen. Da geht es nicht direkt um die Liebe, aber um das Lebensglück:

»Zufriedenheit und Harmonie – und wenn die mir liebsten Menschen um mich sind«, sagt Eisschnellläuferin Anni Friesinger, auf die Frage, was für sie Glück sei.

»Glück ist, mit dem zufrieden zu sein, was ist, und sich nicht nach dem zu sehnen, was nicht ist«, sagt Fernsehmoderatorin Amelie Fried.

»Ich empfinde es als Glück, dass die Menschen, die ich lieb habe, leben und gesund sind und dass der Flieder im Frühling immer noch so duftet wie in meiner Kindheit.« So sieht Schauspielerin Hannelore Hoger das Glück.

Wenn ich mich selbst frage, was für mich Glück bedeutet, kann ich nur sagen: Ich werde nach dem Tod meines Mannes nie mehr so glücklich sein, wie ich es war. Manchmal bin ich ein kleines bisschen glücklich – aber ich bin zufrieden mit dem, was ich habe und was ich noch erleben kann.

Sie haben hoffentlich gemerkt, dass man über die Liebe diskutieren kann und nie zu einem völlig übereinstimmenden Ergebnis kommt. Aber vielleicht ist es ja gerade das, was hier die Spannung ausmacht. Denn jeder erlebt die Liebe anders, und das in jedem Alter.

Eines ist aber richtig: Wir müssen uns immer dessen bewusst sein, dass die Liebe gepflegt werden muss. Dass man niemals zu egoistisch sein und niemals alles einfordern darf, nach dem Motto: »Ich habe heute Abend gekocht und den Abwasch gemacht, du kümmerst dich morgen um den Hausputz.« Unter diesen Voraussetzungen kann eine Liebe nicht funktionieren und von Bestand sein, weil sich so beide Partner ständig ausgenutzt oder überfordert fühlen. Das Ende vom Lied ist dann schnell erzählt: Die Liebe ist nämlich irgendwann vorbei!

Eine interessante Frage in diesem Zusammenhang ist: Wird die junge Liebe anders erlebt als das späte Glück?

Ich denke ja. Denn wer jung ist, hat andere Vorstellungen vom Leben und von der Liebe! Alles wird romantisch verklärt und niemand ist auf einen Absturz vorbereitet. Schließlich liebt man sich ja und das ganze Leben liegt vor einem!

In den reiferen Jahren sind wir auf jeden Fall abgeklärter, haben nicht mehr die ganz großen Vorstellungen von der absoluten Romantik und haben – hoffentlich – aus dem bisherigen Leben gelernt. Vor allem, was Enttäuschungen, Demütigungen und Verletzungen angeht.

Ich weiß es aus Erfahrung und Sie bestimmt auch: Die Wunden heilen sehr langsam, aber sie heilen. Das Gute daran ist, dass wir nicht mehr in alle Fallen tappen, die uns in den Weg gestellt werden. Da kommt uns eben jetzt die Erfahrung zugute.

Als ich zum Beispiel vom Vater meiner Kinder geschieden wurde – da war ich gerade mal 28 Jahre alt –, habe ich mir geschworen: »Das mache ich nie wieder, diesen Stress tue ich mir nicht mehr an!« Ich sagte das damals in meinem immer noch jugendlichen Leichtsinn und wusste noch nicht, dass allein zu leben nicht immer prickelnd ist. Aber das musste ich auch nicht, ich habe einige Jahre später wieder geheiratet! Wenn ich jetzt an diese Zeit zurückdenke, wird mir bewusst, dass ich mir nicht überlegt habe: Was kann er mir bieten, wird er mich betrügen oder mich für immer lieben? Ich wollte nur eines: Ich wollte glücklich sein – mit ihm!

Was wollen Frauen tatsächlich, wenn es um den Mann fürs Leben geht?

Männer behaupten immer, man brauche ein Wörterbuch, um die Sprache der Frauen zu verstehen. Dabei ist es doch so einfach herauszufinden, was Frauen wirklich wollen:

Frauen wollen respektiert werden. Sie wollen nicht einfach nur das Vorzeigepüppchen ihrer besseren (oder schlechteren) Hälfte sein. Sie wollen nach ihrer Meinung gefragt werden und mögen es im Normalfall überhaupt nicht, wenn man sie übergeht.

Frauen wollen einen Mann, der ihnen zuhört, der versucht, sie zu verstehen. Sie wollen keinen egozentrischen Kannibalen, der nur an sich selbst und seinem persönlichen Wohlergehen interessiert ist. Sie wollen keinen Egoisten, der nonstop von sich und seinem aufregenden Leben erzählt. Sie wollen einen Mann, der auch einmal ein Ohr für Probleme hat, die sie nicht nur mit ihren Freundinnen besprechen möchten oder zu welchen sie auch gern einmal seine Meinung hören würden.

Frauen wollen Zärtlichkeit. Jeder Mensch liebt es, in den Arm genommen zu werden, wenn er nach Hause kommt. Ein kleines Zeichen, das signalisiert, dass da jemand ist, der sich freut, wenn sie zu Hause ist.

Frauen wollen einen Mann, der sie bei ihren Vorhaben unterstützt, so wie sie ihn immer zu unterstützen versucht. Sie wollen keinen Mann, der sie einfach machen lässt und sich auf seine eigenen Ziele fixiert.

Männer, die ihren Frauen ein Gefühl von Sicherheit und Geborgenheit vermitteln können, sind besonders beliebt. Sie will sich in seinen Armen nicht fürchten müssen, sondern Schutz finden. Er vermag sie durch seine Liebe vor der bösen und grausamen Welt zu beschützen.

Um das Herz einer Frau zu erobern oder für immer behalten zu können, muss er ihr ab und zu ganz unerwartet zeigen, wie viel ihm an ihr liegt. Das bedarf übrigens keiner großen Geschenke, ganz kleine oder ausgefallene Dinge reichen völlig aus! Ein unerwarteter Anruf, eine kleine, aber liebevolle Mitteilung, ganz egal wie! Abwechslung macht das Leben süß und die Liebe immer wieder aufs Neue aufregend!

Und dann hören wir Frauen natürlich immer wieder gern die Worte: »Ich liebe Dich!«. Und genau das ist ein ganz heikles Thema.

Das Schweigen der Männer – oder warum sie nicht: »Ich liebe Dich«, sagen können

Diese Worte kommen vielen Männern nicht oder nur ganz schwer über die Lippen. Laut einer Umfrage für die Zeitschrift *Petra* fällt es 39 Prozent der Männer schwer, einer Frau zu sagen, dass sie sie lieben.

Irgendwie fatal, denn 58 Prozent der Frauen werden misstrauisch, wenn der Partner gar nicht über seine Gefühle spricht.

Dass Männer im direkten Gespräch mit dem Objekt der Begierde so zurückhaltend sind, ist für den in Moskau geborenen Autor Wladimir Kaminer eine typisch deutsche Verhaltensweise: »Deutsche können jahrelang um eine Frau herumkreisen. Sie summen diese Frau mit gesellschaftlich relevanten Themen voll, anstatt gleich zur Sache zu kommen.« Russen dagegen, man höre und staune, versuchten mit allen Mitteln, die Aufmerksamkeit der geliebten Frau zu erringen.

Das hat übrigens auch schon der Schauspieler Max Tidof getan, der ebenso wie seine Kollegen Christian Ulmen, Christian Oliver und Erol Sander von verrückten Aktionen erzählt, die er aus Liebe gestartet hat. Nicht nur für Tidof ein Phänomen mit Höhen und Tiefen, bei ihm aber im wahrsten Sinne des Wortes: Bei einem Prince-Konzert kletterte er für ein Mädchen auf einen Lichtturm – und stürzte fünf Meter hinunter. Ich finde, manchmal sagen Taten doch viel mehr als Worte! Was jetzt aber nicht heißen soll, dass jeder verliebte Mann sich in luftige Höhen schwingen muss, um erhört zu werden.

Sind an diesem Schweigen der Männer die Medien, die Umwelt oder überhaupt irgendjemand schuld?

Der Flirt-Experte Eric Hegmann führt das Schweigen der Männer in Sachen Liebe auf die immer mehr ansteigenden Ansprüche zurück: »Die Medien suggerieren, dass irgendwo ein noch besserer Partner auf uns warten könnte. Da will sich keiner mehr verbindlich zeigen, besonders nicht die Männer.«

Zumal verliebte Männer sich grundsätzlich lieber lässig geben und ihre Nervosität selten eingestehen. Wenn Männer zum Beispiel auf den ersehnten Anruf warten, spielen sie ihr Drama herunter. Frauen dagegen interpretieren viel herum, fragen alle Freundinnen, sammeln unzählig viele verschiedene Meinungen ein.

Manchmal wollen wir es nicht wahrhaben, aber untereinander reden Männer sehr wohl über Frauen. Dabei reicht das Spektrum von: »Seht her, wen ich aufgerissen habe!«, bis hin zu: »Ich glaube, diesmal ist es ernst.« Natürlich verläuft ein Gespräch in der Sauna am Montagabend über die Eroberungen vom Wochenende anders als ein Gespräch mit dem besten Freund beim Joggen. Richtig ist allerdings, dass Männer nicht so viele Gesprächspartner für solche Themen haben wie Frauen. Aber dass sie prinzipiell nicht über Emotionen sprechen, stimmt nicht!

Stimmt das: Männer und Frauen passen nicht zusammen – außer wenn sie verliebt sind?

Denn Schmetterlinge im Bauch machen Männer weiblicher und Frauen männlicher. Sie fragen sich nun möglicherweise: Wie kann das denn sein? Ich will als Frau doch schön sein und eine erotische und weibliche Ausstrahlung haben, wenn ich verliebt bin, und nicht männlicher werden! Nein, darum geht es nicht – es geht schlicht um die Hormone!

Während bei verliebten Männern die Menge des männlichen Geschlechtshormons Testosteron im Blut sinkt, steigt sie bei Frauen an! Genau das haben italienische Wissenschaftler entdeckt, als sie die Hormonspiegel von Frischverliebten mit denen einer nicht verliebten Kontrollgruppe verglichen haben. Donatella Marazziti von der Universität Pisa hat verschiedene Schlüsselhormone im Blut von zwölf Männern und zwölf Frauen bestimmt, die sich innerhalb der vergangenen sechs Monate verliebt hatten. Zum Vergleich maßen die Wissenschaftler auch die Hormonspiegel von 24 Freiwilligen, die entweder Singles waren oder in langjährigen Beziehungen lebten. Neben dem Anstieg des Stresshormons Cortisol bei den Verliebten fanden die Forscher eine deutliche Abweichung des Testosteronspiegels zwischen beiden Gruppen: Verliebte Männer hatten weniger Testosteron, verliebte Frauen dagegen mehr als ihre jeweiligen nicht verliebten Geschlechtsgenossinnen.

»Es ist fast so, als wolle die Natur im Stadium der Verliebtheit alle störenden Unterschiede zwischen den Geschlechtern ausmerzen«, kommentiert die Studienleiterin Marazziti. In dieser Phase sei ein ungestörtes Zusammensein von Mann und Frau schließlich besonders wichtig für die Weitergabe der eigenen Gene. Nur so könne gesichert werden, dass aus der Verbindung auch Nachwuchs entstehe. Was ja nicht immer unbedingt erwünscht ist oder vielleicht aufgrund des Alters nicht mehr funktioniert.

Donatella Marazziti hat noch etwas entdeckt, das ich Ihnen nicht vorenthalten möchte: Dieses hormonell bedingte harmonische Miteinander hält nicht lange an. Ein oder zwei Jahre nach der Messung hatten sich die Hormonspiegel, auch die der verliebtesten Probanden, wieder normalisiert.

Wissenschaftler in New York haben übrigens die »Chemie der Liebe« entdeckt, wobei sie die Gehirne von Verliebten untersuchten. Wurden ihnen Fotos des Partners gezeigt, so bildeten sich in einem Teil des Gehirns Glücksgefühle ab, wie es sonst nur nach der Einnahme von Drogen erkennbar ist.

Noch etwas sehr Beruhigendes wurde herausgefunden: Die Liebe, egal wie leidenschaftlich sie ist, ist keine Altersfrage. Weil alte Menschen genauso wie die Jungen intensive Gefühle empfinden können! Weiterhin wurde überraschenderweise in einem Test, bei dem sich jeweils zwei Personen einige Minuten tief in die Augen sahen, festgestellt, dass sie das Gegenüber anschließend als attraktiv empfunden haben.

Warum »Er« Angst vor festen Bindungen hat

Da weiß eine Frau endlich: Bei diesem Mann fühle ich mich geborgen. Und mit genau diesem Mann – da ist sie sich in der letzten Zeit absolut sicher geworden – will sie mehr als nur die schönen Abende und Wochenenden teilen. Immer intensiver denkt sie an eine gemeinsame Zukunft. Natürlich hat sie ihm ganz beiläufig von ihren Plänen erzählt – und vielleicht sogar von Ehe gesprochen.

Auf jeden Fall ist sie nun in ihrem Leben an einem Punkt angekommen, wo sie sich zusammen mit einem anderen Menschen Perspektiven schaffen will – und das ist übrigens vollkommen unabhängig vom Alter!

Und dann passiert etwas ganz Merkwürdiges:

Obwohl sie bisher immer den Eindruck hatte, der Freund sei genauso glücklich wie sie selbst, verhält er sich jetzt, wo es um eine gemeinsame Zukunft geht, sehr zurückhaltend. Mehr als eine intensive Freundschaft will er offenbar nicht. Zunehmend bekommt sie das enttäuschende Gefühl, dass dieser Mann sich vielleicht gar nicht fest binden möchte, vielleicht sogar so etwas wie Bindungsängste hat. Denn darüber wird ja immer wieder und immer ausführlicher gesprochen.

Sie zermartert sich den Kopf – warum ist das bloß so und wie soll sie damit umgehen?

Motive für solche Bindungsängste gibt es viele.

Ganz offensichtliche, aber auch solche, die nicht auf den ersten Blick erkennbar sind.

Da redet jemand zum Beispiel von gegenseitiger Freiheit, die man sich unbedingt erhalten will, äußert die Befürchtung, dass der Alltag mit seinen oft lästigen Verpflichtungen die Liebe zerstört und man kann nicht viel dagegen sagen, weil das alles durchaus überlegenswerte Argumente sind.

Die Angst, dass die Liebe den alltäglichen Bewährungsproben nicht standhalten könnte, dass man sich gegenseitig zu sehr einengen und bevormunden könnte, gibt es bei Männern genauso wie bei Frauen. Häufig hat diese Angst einfach mit früheren schlechten Erfahrungen zu tun. Vielleicht hat der Mann in früheren Beziehungen zu viele Kompromisse machen müssen. Hat Freiheiten aufgegeben, die ihm lieb und teuer waren. Umso mehr hängt er jetzt an seinem ungebundenen Dasein, an seiner eigenen Wohnung, in der er tun und lassen kann, was er will.

Vielleicht liegen die schlechten Erfahrungen auch viel weiter zurück: Wenn er in seiner Kindheit und Jugend erlebt hat, welche Schwierigkeiten seine Eltern hatten, wird er später mit sehr viel mehr Skepsis an eine feste Bindung herangehen als jemand, dessen Eltern eine glückliche Ehe führten. Möglich, dass er auch in seinem Freundeskreis in seiner Zurückhaltung bestärkt wird. Haben viele Freunde schon eine Scheidung hinter sich, dann wird er dies nicht gerade als Ermutigung erleben, sich fest zu binden.

Ein ganz anderes, sehr häufiges Motiv für Bindungsängste aber beruht auf Folgendem:

Viele Männer sehen in einer engen Beziehung oft nur die Last der Verantwortung, die sie für einen anderen Menschen übernehmen müssen. Sie erinnern sich an die Strukturen in ihrem Elternhaus, wo der Vater fürs Geldverdienen und alle wichtigen Entscheidungen zuständig war.

Manche Männer, die aus einem solchen Elternhaus, aus einer eher konservativen Familie kommen, scheuen sich ihr Leben lang, Verantwortung zu übernehmen. Weil sie unbewusst glauben, dass sie in einer Partnerschaft automatisch die Rolle des Haushaltsvorstandes übernehmen müssen. Sie befürchten, dass ihre Partnerin diese Beziehung vor allem aus einem großen Sicherheitsbedürfnis heraus eingeht. In den reiferen Jahren denken die Männer dann daran, im positiven Sinne eine Grenze zu setzen, oder daran, was sie sich alles erarbeitet haben und sie fürchten, dass sie das alles nun schlicht und ergreifend an die

»Frau« bringen sollen. Männer fühlen sich dann in eine Falle gelockt, aus der es kein Zurück mehr gibt.

Hier ist die Bindungsunlust auf jeden Fall eine Altersfrage!

Während sich Frauen zwischen 25 und 30 Jahren durchaus schon Gedanken machen, wann der beste Zeitpunkt für ein Kind ist, wollen viele Männer in diesem Lebensabschnitt noch ihre Freiheit genießen. Ehe und Familie, dazu habe ich immer noch Zeit – argumentieren sie deshalb. Sie wollen zuerst einmal in ihrem Beruf etwas erreichen und hängen vielleicht auch der altmodischen Vorstellung nach, dass sie erst genügend Geld verdienen müssten, um einer Frau etwas bieten zu können.

Das sind Argumente, die man natürlich ernst nehmen sollte und über die man auch sprechen muss. Super ist es, wenn man die Widerstände ausräumen kann. Aber vielleicht stellt sich in solchen Gesprächen heraus, dass die Vorbehalte nur vorgeschoben sind, dass sich dahinter ganz andere Gründe verbergen. Etwa die irrationale Entscheidung, sich auf Jahre hinaus, ja fürs ganze Leben festzulegen. Selbst Männer, die in ihrem Alltag alle notwendigen Fragen ganz sachlich lösen, können plötzlich – wenn es um ihr Gefühlsleben geht – unsicher werden. Wissen nicht, wie sie sich verhalten sollen und fürchten sich vor Fehlentscheidungen, die sich nicht mehr beheben lassen können. Und möglicherweise flüchten sie sogar in diffuse Luftschlösser: Sie träumen von einer so idealen Partnerschaft, von einer so idealen Partnerin, wie es beides im »richtigen« Leben gar nicht geben kann.

Wer sich ein bisschen mit Psychologie beschäftigt, weiß: Bindungsängste bei Männern werden von Psychologen häufig mit einer zu engen Mutter-Sohn-Beziehung erklärt. Vor allem Männer, deren Mütter sehr fürsorglich und auch sehr dominant waren, haben unter Umständen ein Leben lang Schwierigkeiten, sich von ihrer Mutter zu lösen und eine neue, intensive Beziehung einzugehen.

Aber auch Männer, die die notwendige Abnabelung von der Mutter geschafft haben, können vor einer festen Bindung zurückscheuen. Die schlimme Voraussetzung für dieses Psycho-Modell: Die Lösung von der Mutter muss ungeheuer schwer und schmerzvoll gewesen sein. Sie haben damit in ihrer Jugend schon unbewusst erfahren, wie leidvoll eine langwierige Trennung zwischen Mann und Frau sein kann. Wenn sie später eine Frau näher kennenlernen, taucht dieses Bild aus dem Unterbewusstsein wieder auf. Und sie fürchten weniger die enge Bindung mit allen ihren Konsequenzen als eine mögliche Trennung mit allen Konflikten.

Nicht immer hängt die Angst vor der Trennung – und damit die Furcht vor dem Verlassenwerden – mit der Bindung an die Mutter zusammen. Auch andere Erlebnisse aus der Kindheit – etwa der Tod oder Weggang eines geliebten Menschen – können ein Leben lang prägen. Sie können Menschen auch noch Jahrzehnte später daran hindern, sich auf eine feste Bindung einzulassen, weil sie ja doch nur den schon einmal erlebten Schmerz der Trennung wiederholen würde. Ein Risiko, das man unbewusst vermeiden kann, wenn man sich erst gar nicht auf eine Bindung einlässt.

Bindungsängste, welchen Grund sie auch immer haben, können eine Partnerschaft natürlich sehr belasten. Schließlich bedeutet die Scheu des anderen auch immer ein Stück Absage an den Partner – ein mehr oder weniger klares Nein zu einer intensiven Bindung, in der man alles teilen will.

Viele Menschen machen in dieser Situation den Fehler, den anderen unter Druck zu setzen. Nach dem Motto: »Wenn du mich richtig lieben würdest, dann …«, versuchen sie ihren Partner zu zwingen, ihren Weg mitzugehen. Es fällt ihnen schwer, sich mit den Vorstellungen und Lebenszielen des anderen auseinanderzusetzen, weil diese so ganz anders als die eigenen sind.

Aber die Bereitschaft, auch die Seiten des Partners zu akzeptieren, die den eigenen Interessen zuwiderlaufen, ist eine wichtige Voraussetzung für mehr gegenseitiges Verständnis und vielleicht auch für einen guten Kompromiss. Trotz allem aber darf eine Frau natürlich dabei nicht ihre eigenen Ziele aus den Augen verlieren und muss prüfen, ob sie unter Bedingungen, auf die sie sich letztlich vielleicht nicht einlassen will und kann, leben möchte. Die Frage heißt dann, ob eine Partnerschaft weiter aufrechterhalten werden soll. Zu große Bindungsängste, von denen der Partner selbst nach langen Gesprächen nicht abrücken kann oder will, sind keine Basis für eine befriedigende Liebesbeziehung.

Immerhin muss sie auch die bittere Erkenntnis mit einkalkulieren, dass sie unter Umständen überhaupt nicht die Frau ist, mit der dieser Mann seine Zukunft plant. Vielleicht haben beide bisher – wo es noch nie ernsthafte Konflikte gab, wo noch nie über gemeinsame Perspektiven gesprochen wurde – überhaupt nicht wahrgenommen, dass sie im Grunde völlig unterschiedliche Lebenskonzepte haben. Vielleicht muss sie auch feststellen, dass dieser Mann sie nur als Zwischenlösung betrachtet und auf eine Idealfrau hofft oder sich einfach noch andere Möglichkeiten offenhalten will.

Ich weiß schon, es ist schwer und es tut schrecklich weh – aber in solch einem Fall ist es wirklich besser, man trennt sich. Und bleibt vielleicht für den Rest seines Lebens gute Freunde. Das mit der Freundschaft ist allerdings so eine Sache. Wie heißt es doch so schön: Aus den Augen, aus dem Sinn. Und das ist dann auch gut so! Glauben Sie nicht?

Auch Frauen haben Bindungsprobleme

Meine Herren, haben Sie sich nicht auch schon mal gedacht: »So eine tolle Frau, so erfolgreich und gescheit. Komisch, dass die keinen Partner hat?« Was Ihnen vielleicht als Rätsel erscheinen mag, ist für diese Frau ganz normal – sie will allein leben. Denn die Zeiten, in denen eine Frau ohne Mann nichts galt, die sind in der Tat endgültig vorbei! Diese Tatsache gilt ganz altersunabhängig für Frauen: Frauen von heute verdienen ihr eigenes Geld, sie bestimmen selbst, wie ihr Leben aussehen soll. Und weil das so ist, sind sie in Sachen Partnerschaft natürlich kompromissloser geworden und auch kritischer. Was aber auch bedeutet, dass sie sich mit festen Bindungen manchmal schwertun.

Woran liegt das eigentlich?

Diese Frauen leben allein – abgesehen von kurzen Beziehungen, von Verbindungen, die auch schon mal ein halbes Jahr oder ein Jahr lang halten, aber nie zu einer festen, dauernden Liebe werden. Das soll jetzt aber nicht heißen, dass junge Frauen oder besser gesagt überhaupt Frauen ohne festen Partner unglücklich oder schwermütig sind.

Ganz im Gegenteil! Häufig meistern sie ihren Alltag mit leichter Hand, sie haben nicht nur berufliche Erfolgserlebnisse, sondern auch privat genug Vergnügungsstress. Das Leben ohne Partner ist für sie nichts Negatives, sondern bedeutet für sie das große Glück.

Trotz allem: Das Alleinsein ist eben eine zwiespältige Sache. Man fühlt sich herrlich allein. Aber auch furchtbar allein. Endlich mal allein oder schon wieder allein. Allein mit sich selbst, allein gelassen. Denn neben den Chancen, die das Leben ohne festen Partner mit sich bringt, birgt es auch Risiken. Zum Beispiel die Gefahr, sich angesichts einer Wohnung, in der niemand auf einen wartet, einsam und mutlos zu fühlen, oder die Angst vor der Leere an nicht verplanten Wochenenden.

Es ist also kein Wunder, dass sich fast alle allein lebenden Frauen nach einer festen Partnerschaft sehnen. Auch wenn sie beruflich viel um die Ohren und einen großen Freundeskreis haben. Dass dies so ist, ist normal und im Grunde der Wunsch eines jeden Menschen – denn Männern geht es ebenso.

Die Erklärung liegt auf der Hand: Wir alle sehnen uns nach emotionaler Sicherheit. Und auch wenn dieses Gefühl manchmal jahrlang in den Hintergrund gedrängt wird, meldet es sich mit schöner Regelmäßigkeit immer wieder wie von selbst. Auch und gerade, wenn wir uns dagegen wehren.

Wir möchten uns von Zeit zu Zeit einmal fallen lassen, wir wollen uns geborgen fühlen, suchen nach einem festgestrickten sozialen Netz. Die Freunde, der Beruf, die Eltern und die Geschwister sind nur ein Teil davon. Der, der einen am besten versteht und am genauesten kennt, ist natürlich der Mensch, den man liebt und mit dem man zusammenlebt. Der Freund, der Lebensgefährte, der Ehemann eben.

Psychologen haben längst belegt, dass kurze Verliebtheit diese Sicherheit nicht geben kann. Viel zu sehr ist jeder im ersten Rausch des Verliebtseins darauf bedacht, die eigenen Ecken und Kanten bedeckt zu halten. Der neue Flirt ist noch keine Stütze bei Problemen, die an die Substanz gehen. Deshalb ergibt sich der Wunsch nach einer festen Bindung, die Hoffnung, dass die Liebe hält, was sie verspricht, irgendwann ganz von selbst.

Das Verzwickte an der Sache ist nur: So mir nichts, dir nichts lässt sich der Wunsch nicht in die Wirklichkeit umsetzen.

Warum auch eine tolle Frau keinen festen Partner findet

Sie will keinen – und verhält sich auch entsprechend

Unter solchen Bedingungen hat eine Partnerschaft natürlich keine Chance. Solange eine Frau sich bewusst gegen eine feste Bindung entscheidet und auch hinter diesem Entschluss steht, ist das völlig in Ordnung.

Probleme gibt es erst, wenn sie merkt, dass sie sich etwas vorgemacht hat. Und ihr klar wird, dass der Beruf und die ganzen Vergnügungen im Grunde nichts anderes als ein Ersatz sind. Spätestens jetzt macht sie die Erfahrung, dass sie zwischen den Stühlen sitzt.

Sie will unabhängig sein, aber doch nicht so ganz. Sie will frei sein, aber gleichzeitig die gefühlsmäßige Rückversicherung einer Partnerschaft haben. Sie weiß um die Zwickmühle zwischen Herz und Verstand. Denn während die rationale Seite tapfer behauptet: »Mir geht es gut«, nervt die emotionale immer wieder mit der Sehnsucht nach einem Partner.

Sie findet niemanden, der zu ihr passt

Rein bevölkerungsstatistisch müsste sich dieses Problem leicht lösen lassen – aber eben nur statistisch.

Aber man kann nicht immer alles auf Umfragen und Zahlen schieben. Dass manche Frauen – und übrigens auch Männer – fest behaupten, nie den Richtigen – oder die Richtige – zu treffen, liegt sicherlich auch an den überhöhten Erwartungen, die sie in einen Partner setzen. Und bei gescheiten Frauen mit einem ausgeprägten Selbstbewusstsein sind diese Erwartungen in der Regel nicht gerade klein. Da spielen ganz konkrete Vorstellungen vom idealen Mann eine Rolle.

Ebenso wie – oft recht diffuse – Hoffnungen auf eine unglaublich glückliche Beziehung. Dass die Partnersuche umso schwerer wird, je höher die Ziele gesteckt werden, ist eine psychologische Binsenweisheit. Aber eben ein Grund, der eine Liebe häufig verhindert.

Sie verliebt sich immer in den Falschen!

Zum Beispiel in einen unabhängigen Abenteurer, der selbst alles andere als eine feste Bindung will. Oder in einen gestressten Erfolgsmann, dessen Beruf und Karriere einer Frau kaum Platz lassen. Oder in einen Mann, der bereits gebunden ist, oder in einen Witwer, der erfolglos gegen seine eigene Familie zu kämpfen hat.

Frauen, denen das häufiger passiert, tragen meistens selbst einiges dazu bei. Denn sie zieht es geradezu magisch immer wieder zu diesem Typ Mann, mit dem sie letztendlich eine unglückliche Liebe erleben werden. Erstaunlicherweise funktioniert dieses System selbst dann, wenn sie bereits instinktiv wissen, dass es mit diesem Mann nie zu einer festen Bindung, zu einer Partnerschaft kommen wird.

Oder anders gesagt: Es funktioniert, *weil* wir wissen, dass aus dem Flirt nichts werden kann. Und dass wir es eigentlich auch gar nicht wollen. Der Verstand, der hier aufmuckt, spielt dabei nur eine kleine Rolle.

Die Liebe hält nicht – obwohl es im Grunde der richtige Mann ist

Zwar hat die Liebe so viele Facetten, wie es Menschen gibt, und ebenso viele Gründe, warum sie zerbricht. Einer kommt jedoch besonders häufig vor:

Zwei Menschen sind nicht in der Lage, aus einer Liebelei eine Partnerschaft zu machen. Denn man muss einiges tun, damit die Liebe hält: sich aufeinander einstellen zum Beispiel, sich miteinander auseinandersetzen, die Fehler und Macken des anderen akzeptieren. Aber nicht jede Frau, die sich verliebt, ist dazu bereit. Es mag ja sein, dass zwei Verliebten diese Dinge zunächst nicht bewusst sind. Sie glauben, genug für ihr Zusammensein zu tun. Und sie merken erst dann, wenn es zu spät ist, dass die Zeit für die Partnerschaft knapp geworden ist. Dass die Liebe einfach so verplätschert ist.

Sie findet sich mit einer Übergangslösung ab

Zum Beispiel mit einem Mann, von dem sie weiß, dass er nicht die große Liebe ist. Das mag eine Zeit lang sogar ganz gut funktionieren. Eine dauerhafte Partnerschaft wird sich daraus nicht unbedingt entwickeln. Manche Frauen reihen eine ganze Weile eine Übergangslösung an die andere. Dass ihnen der einzig wahre Partner noch nicht über den Weg gelaufen ist, ist dabei nur ein vorgeschobenes Argument.

Mal ganz ehrlich: eine Beziehung, die zu einem gegenseitigen Abkommen schrumpft, hat auch ihre bequemen Seiten. Zumindest erfordert sie wenig Engagement. Dass damit die Liebe erstickt wird, das ist klar.

Sie ist enttäuscht worden und will sich (jetzt) nicht binden

Wenn eine Frau fürchtet, ein Mann könne ihre Gefühle verletzen, hat es keinen Sinn, wenn sie sich Hals über Kopf in eine neue Liebe stürzt. Sich abzukapseln und einzuigeln ist natürlich genauso falsch. Eine Enttäuschung zu überwinden, das braucht Zeit. Sehr viel Zeit!

Aus welchen Gründen auch immer Frauen ohne festen Partner leben, krampfhaft einen Mann suchen, haben sie das auf gar keinen Fall nötig. Sie verdienen ihr eigenes Geld, sind anerkannt, vielleicht sogar umschwärmt. Psychologen sind sich sowieso einig, dass ein Partner am leichtesten zu finden ist, wenn man nicht total verbissen nach ihm sucht.

Der Grund: Beziehungen zwischen Menschen – ganz besonders zwischen Mann und Frau – werden auch von kleinen, kaum merklichen Signalen beeinflusst. Feine Gefühlssensoren nehmen auch ungesagte Worte auf. Und wer das Alleinsein satthat und sich sehnlichst einen Partner wünscht, der erweckt nun mal häufig den Eindruck, sich anzuklammern, den anderen festhalten zu wollen. Und genau davor flüchten die Männer.

Die besten Chancen, einen Partner zu finden, hat eine Frau, wenn sie möglichst unverkrampft neue Leute kennenlernt und einen großen Bekanntenkreis pflegt.

Eines ist jedoch klar:

Eine feste Partnerschaft schränkt Unabhängigkeit und Freiheit ganz automatisch ein. Und grenzt auch bestimmte Lebensmöglichkeiten aus. Schon deshalb, weil sich die Ziele ändern. Die eigenen Interessen sind nicht mehr im Mittelpunkt, sobald der Wunsch nach Partnerschaft ernst wird. Um hinterher auch voll zu dieser Entscheidung stehen zu können, muss man sich Gedanken machen, welche Lebensziele man hat.

Das heißt aber nicht, dass alles gleich für zig Jahre durchgeplant werden muss. Aber es heißt, dass man über Konzepte nachdenkt. Es spricht doch gar nichts dagegen, wenn eine Frau bewusst plant und sich einige Jahre auf den Beruf konzentriert oder auf ihre Art zu leben. Und dann von Neuem eine Entscheidung trifft.

Auch wenn sie in dieser Zeit in Sachen Partnerschaft erst einmal zurücksteckt, bedeutet das schließlich nicht, dass sie nun bis an ihr Lebensende allein bleibt. Sie weiß ja auch, wie es im umgekehrten Fall ist: Eine Frau entscheidet sich für eine Familie, sie möchte ein Kind, bevor sie zu alt dazu ist. Und gibt dafür ihre Unabhängigkeit auf. Auch dazu muss sie unbedingt stehen können.

Im Grunde sind es drei Dinge, die eine Frau für sich klären muss, bevor sie sich auf eine feste Bindung einlässt:

1. Will sie überhaupt einen festen Partner?
2. Ist jetzt der richtige Zeitpunkt?
3. Ist sie bereit, auch auf ein Stück Freiheit zu verzichten?

Wenn eine Frau diese drei Punkte mit einem Ja beantworten kann, steht einer festen Bindung nichts mehr im Weg. Und vor allem: Sie wird sich auch selbst nicht mehr so leicht ein Bein stellen.

Die ganz speziellen Ängste der Männer

Wenn es um die Liebe geht, haben die Männer ganz besondere Ängste – und das ändert sich auch nicht wirklich!

Früher war ganz einfach alles ganz anders. Besonders in der Liebe. Das wird uns ja immer wieder vorgekaut, wenn mal was schiefgehen sollte. Da mussten sich die Frauen zuerst einmal in einen Mann verlieben, bevor sie mit ihm das Kissen teilten. Das hat die Männer gestärkt – damals wenigstens. Sie wollten nur den Körper und sonst nichts. Vor allem wollten sie keine Gefühle investieren.

Sie sehen schon – bei allen Problempunkten in Sachen Liebe und Sexualität muss man das »Früher« bemühen, um das »Heute« richtig zu erklären.

Auch wenn es die Männer – zumindest die Männer in den reiferen Jahren – noch nicht bemerkt haben wollen, gibt es die Emanzipation. Die Frauen haben den Spieß umgedreht und das Zepter in die Hand genommen. Und das ist etwas, was den Mann verwirrt, und zwar total. Er ist schockiert von der neuen Frau, seine geordnete Gefühlswelt ist völlig durcheinandergeraten.

Ganz nach Belieben und Bedarf

Bei einem Assoziationstest wurden dem Mann immer noch Begriffe wie »Kämpfer« und »Erfolg« zugeordnet. Zum Thema Frau fielen den Befragten Begriffe wie »Liebe« und »Mutter« ein. Nicht sehr viel Neues also um Mann und Frau. Und immer noch fühlt sich der Mann im Grunde wie jene Abenteurer und Entdecker, die auszogen, die Welt zu erobern. Heute weiß zwar ein Mann nicht mehr so recht, was es zu erobern gibt in einer Welt, in der schon alles erobert ist, aber die alten Lebensmuster verkümmern nicht so einfach wie ein nutzlos gewordenes Organ.

Männer wollen Frauen erobern

Deshalb werden die Männer sich auch in Zukunft nicht so leichttun mit den Gefühlen.

Der zweite Grund für die in Unordung geratene Gefühlswelt des Mannes ist eine starke, beherrschende, alles erdrückende Mutter. Männer, denen der notwendige Prozess des Lösens von ihr nie richtig gelungen ist, bleiben ein Leben lang auf der Flucht: Vor den Frauen, in denen sie immer wieder die Mutter sehen, die sie beherrscht, und vor den Gefühlen, die sie zu den Frauen treiben. Das Endprodukt ist eine gespaltene Persönlichkeit. Und das ist eine Urangst der Männer – den Frauen unterlegen zu sein.

Die Angst vor der aggressiven Frau

Seit die Frauen, dank der Pille und all den anderen Verhütungsmitteln und -methoden, einen wichtigen Grund weniger haben, Nein zu sagen, ist den Männern die Rolle des Verführers genommen. Die Rolle des Verführers ist nicht mehr so spannend. Das ganze Spiel ist um einen Reiz ärmer geworden. Denn die Sexualethik mag sich zwar geändert haben, aber nicht die Männer. Nach wie vor wollen sie erobern und nicht erobert werden.

»Die aggressiven Frauen mit dem starken Selbstbewusstsein machen die Männer nicht nur lustlos, sie wecken auch ihren sexuellen Abwehrinstinkt«, stellte der US-Psychologe Dr. Theodore Rubin fest. Dieser sexuelle Abwehrinstinkt ist dem Mann genauso angeboren wie der Sexualinstinkt. Aber er bewirkt das Gegenteil, er zerstört das Zusammenspiel zwischen dem Sexualzentrum im Gehirn und dem Nervensystem. Der Sturm der Hormone, die den Mann zur Liebe fähig machen, wird zur Flaute.

Nichts geht mehr! Impotenz! Der Penis hat es eben nicht gern, wenn ihm befohlen wird. Seit Urzeiten lag die Initiative bei ihm. Blinder Gehorsam ist nicht seine Stärke. Darum lässt er auch immer häufiger den Kopf hängen.

Die gelegentliche Versagerquote im internationalen Vergleich: In Deutschland bekennen sich 49 Prozent zu zeitweisen Ausfallerscheinungen. In den USA sogar 84 Prozent. Das bedeutet jedoch nicht, dass die amerikanischen Männer weniger potent sind als die deutschen – sie sind wahrscheinlich nur ehrlicher.

Der Abwehrinstinkt macht die Männer übrigens nicht nur unfähig zur Liebe, er stimmt sie auch aggressiv. »Sie ist im Bett nur auf ihr eigenes Vergnügen fixiert und Frauen nehmen keine Rücksicht auf die männliche Anatomie und überrennen rücksichtslos die männliche Lustschwelle im Vorspielgalopp. So wie früher die Männer es getan haben.« So beklagen sich die Männer von heute.

Erste Reaktion der Männer: Rückzug, Resignation und Null-Bock-Mentalität.

Wird die Zukunft ent-sexlich? Oder kommt bald wieder der wirklich starke Mann in Mode – der die Frauen liebt und verwöhnt? Oder stimmt es gar, dass die Frauen nie ganz aufgehört haben, vom starken Mann zu träumen – und das trotz der sexuellen Emanzipation? Oder stimmt es, dass wir Frauen einfach nicht wissen, was wir wollen? Und damit die Männer verunsichern?

Die Angst vor der Verpflichtung

Sex und Verpflichtung – in vielen Männerseelen sind diese Begriffe kaum zu trennen. Sex assoziieren sie mit Bindung. Und unter Bindung verstehen sie Verpflichtung. Und vor der Verpflichtung fürchten sie sich.

Werde ich mit diesem Leben überhaupt noch fertig? Habe ich denn dann noch Spielraum für ein eigenes Leben? Dieses

Gefühl kann den Mann so verunsichern, dass er es sogar als bedrohlich empfindet, in eine Frau einzudringen. Aus Angst vor dem Besiegtwerden, aus Angst vor der Nähe und vor den daraus erwachsenden Verpflichtungen. Diese Verpflichtungsangst erlaubt zwar noch eine Erektion, aber nicht mehr die Ejakulation. Den »Transfer des Samens« empfindet der verunsicherte Mann im Unterbewusstsein als eine gefährliche Investition.

Junge Männer fragen sich: Was wäre wenn? Ein Kind zum Beispiel? Aber auch ältere Männer fragen nach dem »Was wäre wenn?«. Sie lassen die Liebe nicht zu. Denn, so fragen sie sich, was ist, wenn einer von uns krank wird oder beide – oder ganz krass gesprochen, befürchten sie, die Frau sieht nur sein Geld, sprich die Rente!

Diese Überlegungen bedeuten für alle Altersklassen: Rückzug.

Deshalb ist die Verpflichtungsangst der Männer einer der übelsten Spielverderber zwischen den Geschlechtern.

Frauen verstehen es im Übrigen weitaus besser, mit dem Gefühl Bindung umzugehen, schließlich war dies seit Urzeiten ihre Rolle in der Gesellschaft. Viele Männer treiben aus Angst vor der Verpflichtung ein Versteckspiel, bei dem sie sich selbst ins Abseits manövrieren. Sie fliehen vor der Frau: kein Sex!

Die Folge: Verlust menschlicher Nähe. Und dabei ist der Mensch eher ein soziales als ein sexuelles Wesen.

Die Angst vor dem Vergleich

Nie hatten Frauen so ausgiebig Gelegenheit, Vergleiche zu ziehen. Nie machten sie so ausgiebig Gebrauch davon. Und nie sprachen Frauen untereinander so offen über ihr Sexualleben.

Doch der Gedanke, dass Schlafzimmergeheimnisse ausgeplaudert werden könnten, macht Männer unsicher. Sie haben Angst vor dem unsichtbaren Dritten. Angst vor dem Mann, der vorher da war. Denn Männer sind Leistungswesen, weil sie immer noch von klein auf zum Wettbewerb erzogen werden.

Für 90 Prozent der Männer ist der Höhepunkt der Frau ihr Erfolgserlebnis. 83 Prozent haben nach eigenen Angaben nichts andres als ihr Entzücken im Sinn. 73 Prozent der Frauen bestätigen diesen guten Willen. Allerdings hat auch jeder zweite Mann große Zweifel, ob ihm das immer gelingt. So ist die Frau dem Mann keineswegs nur Lustobjekt, sondern Nutznießer, Punktrichter, Schiedsrichter und Antreiber seiner Sexualität.

Doch das männliche Selbstwertgefühl ist eine empfindliche Pflanze. Die Ängste der Männer kreisen vor allem um den Begriff »Versagen«. Männlichkeit, das heißt, keine Schwäche zeigen, der Größte sein. Vor allem beim Sex.

Hinzu kommt ein weiteres Dilemma: Das Idealbild vom Mann schwankt zwischen Macho, Patriarch und Softie. Der Mann weiß nicht so recht, soll er der Frau als Eroberer, väterlicher Beschützer oder verständnisvoller Freund entgegentreten.

Männer, die hohe Anforderungen an sich selbst stellen, brauchen natürlich eine Bestätigung. Bleibt sie aus, bestimmt fortan die Furcht vor dem Misserfolg ihre Aktionen. Bestätigung dagegen macht sie zu hoffnungsvollen Draufgängern. Doch die Frauen sind für viele Männer zu selbstbewusst geworden. Sie sind nicht mehr so leicht bereit, sexuelles Entzücken zu heucheln oder sich mal mit etwas weniger zufriedenzugeben. Sie bestätigen den Mann nicht mehr freiweg, weil sie nicht mehr automatisch zu ihm aufschauen.

Was ihm deshalb vor allem fehlt, das ist der Satz, den er jeder Frau gleich aufs Wort glaubt: »Nie hat mich ein Mann glücklicher gemacht als du.« Männer brauchen das. Ohne positive Reaktion wird der Sex für sie zu einer Auseinandersetzung mit ihrer eigenen Unsicherheit.

Unfaire Kritik ist der größte Liebestöter, Schweigen der zweitgrößte. Frauen, die bessere Männer haben wollen, sollten loben. Mit Worten aufbauen. Nur so können sie den Männern aus dem Würgegriff des Leistungsdrucks heraushelfen und sie zu besseren Geliebten und Ehemännern machen.

Und die Männer sollten ruhig mal mehr an sich selbst denken! Wer alle Antennen ausgefahren hat, um die feinsten Regungen der Partnerin zu erfüllen, bei dem herrscht meist selbst gähnende Leere. Eben deshalb, weil er auf seine eigenen Bedürfnisse nicht mehr achtet. Also bitte in Zukunft – quälen Sie sich nicht mit Selbstzweifeln, wenn er einmal Nein sagt. Versuchen Sie zu verstehen, wenn er sich zurückzieht, denken Sie doch einmal daran, welche Ängste ein Mann mit sich herumschleppt.

Und das meine ich, sollten Sie auch noch wissen: Wenn ein Mann im Bett Nein sagt, dann meint er meistens Ja! Männer wollen eben, genau wie wir Frauen auch, verführt und verwöhnt werden, damit sie auf Touren kommen. Und das braucht eben Zeit – viel Zeit sogar. Und Verständnis.

2

Wenn die erste Liebe ein Leben lang hält

Wer das große Glück hat, mit dem Partner gemeinsam alt zu werden, der sollte dieses Glück ganz festhalten. Mit beiden Händen. Denn dieses Glück ist in der Tat ein Geschenk Gottes.

Ich weiß, in einer lange dauernden Partnerschaft ist nicht immer alles wunderbar und nicht immer sind die Partner auch wirklich glücklich. Da ist eben der Alltag, der oft einen Strich durch die Rechnung macht. Da gibt es Kummer und Ärger innerhalb der Familie, da sind Sorgen und Stress im Beruf. Und es gibt Krankheiten, die das Leben völlig auf den Kopf stellen und total verändern.

Es gibt die Zweifel an der Liebe des Partners, weil eben auch das Sexleben nicht mehr so aufregend ist wie am Anfang der Beziehung. Wir Frauen kennen diese Ängste, weil wir immer glauben, nicht mehr schön genug zu sein, und fürchten uns davor, verlassen zu werden wegen einer jüngeren Frau! Es ist auch völlig normal, dass man immer mal wieder glaubt, im Leben etwas verpasst zu haben – und gibt dafür dem Partner die Schuld. Weil dieser nicht so mitgezogen ist, wie man es gern gehabt hätte. Oder man hadert mit seinem Schicksal, durch die Partnerschaft zu angebunden gewesen zu sein – um das Leben so zu leben, wie man es sich immer erträumt hat.

Das Fazit ist: Paare leben nicht mehr miteinander, sondern nebeneinander, weil man halt nicht anders kann.

Manchmal überlegt man sich, wie man diesen Zustand ändern könnte – aber man kommt zu keinem Resultat, weil die Fronten sich verhärtet haben – und man ergibt sich einem Schicksal, das nicht sein müsste.

Oder man versucht, mit dem Partner zu reden – ohne Erfolg. Weil man ja schon jahrelang nicht mehr über das eigene Leben und die Liebe gesprochen hat. Also wie bitteschön sollte man damit jetzt anfangen? Und noch etwas kommt dazu – man will erstens selbst keine Kritik und man möchte auch nicht kritisieren: Aber als Kritik kommen solche Gespräche oftmals an.

Es gibt unzählige Bücher und Ratgeber über die Partnerschaft und die Liebe in den reifen Jahren – und sie könnten eigentlich nützen, wenn man sie aufmerksam liest.

Aber trotz dieser Bücher und der Aufmerksamkeit für die Liebe in den reifen Jahren: Seit 1975 haben sich die Zahlen der Ehen, die noch nach der Silberhochzeit geschieden werden, mehr als verdoppelt. Experten sehen bei älteren Paaren aber gute Chancen, eine kriselnde Beziehung wieder flottzumachen. Die Autorin Dorothee Döring zum Beispiel gibt in ihrem Buch *Alte Liebe rostet nicht* Tipps, wie man eine Partnerschaft jung halten kann. Ich habe einige davon für Sie zusammengefasst.

So halten Sie Ihre Partnerschaft jung:

Entdecken Sie sich!

Damit sich keine Langeweile breitmacht, muss man alles tun, um den anderen immer wieder neu zu entdecken. Machen Sie sich stets bewusst, was Sie zueinander geführt und aneinander gefesselt hat.

Machen Sie sich Komplimente!

Zeigen Sie, dass Sie sich noch füreinander interessieren und machen Sie sich gegenseitig Komplimente – sie sind das Getriebeöl jeder harmonischen Beziehung. Nehmen Sie vor allem nichts für selbstverständlich.

Seien Sie großzügig!

Seien Sie nachsichtig und seien Sie großzügig. Bedenken Sie immer, dass Sie sich in manchen Dingen leichter tun, in anderen Dingen dagegen Ihr Partner.
Der Reichere kann immer mehr geben. Wo immer Sie feststellen, dass Sie der Reichere sind, seien Sie großzügig und geben Sie.

Ändern Sie sich!

Die besten Reformer, die die Welt je gesehen hat, sind die, die bei sich selbst anfangen – sagte George Bernard Shaw. Eine enge Beziehung ist jederzeit neu formbar, wenn beide bereit sind, den eigenen Anteil zu verändern. Die einzige Garantie für eine glückliche Beziehung ist Veränderung.

Streiten Sie!

Machen Sie sich klar, dass Auseinandersetzungen zu jeder guten Partnerschaft gehören. Damit steckt jeder seine Grenzen ab. Gerade in Krisen ist es wichtig, sich ehrlich auseinanderzusetzen, denn ein ständiges Ausweichen macht eine Beziehung erst richtig krank.

Reden Sie!

Tauschen Sie sich regelmäßig mit Ihrem Partner über Ihre Erlebnisse und Gedanken aus. Nur so kann Ihr Partner wissen, was Sie bewegt.

Vergessen Sie!

Seien Sie großzügig und lernen Sie zu vergessen! Bringen Sie bitte nicht bei jedem Streit oder Anlass vergangene Dinge auf den Tisch. Das ist Schnee von gestern. Und bitte übersehen Sie großzügig kleine Fehler.

Geben Sie nach!

Ist überhaupt kein Kompromiss möglich, sollten die Partner die Rollen wechseln können: Einmal gibt der eine nach, ein anderes Mal der andere. So erreicht man ein Gleichgewicht in der Partnerschaft.

Versöhnen Sie sich!

Vergessen Sie nach einem Streit niemals die Versöhnung, man fühlt sich einfach besser und glücklicher!

Genießen Sie!

Arbeiten Sie nicht nur gemeinsam, sondern genießen Sie auch gemeinsam! Überlegen Sie doch, welche Hobbys Sie gemeinsam ausüben könnten.

Erinnern Sie sich!

Pflegen Sie den Schatz Ihrer gemeinsamen Erinnerungen und lassen Sie diese immer wieder aufleben, indem Sie sich darüber unterhalten oder gemeinsam Fotoalben oder alten Filme ansehen.

Schreiben Sie!

Es stimmt, es klingt altmodisch – und ich habe das schon gesagt – , aber Liebesbriefe sind immer noch eine wundervolle Art, dem anderen mitzuteilen, dass man sie oder ihn über alles liebt. Das ist viel schöner, als eine SMS geschickt zu bekommen. Denn ein Brief ist etwas sehr Persönliches. Eine Partnerschaft, die schon viele Jahre auf dem Buckel hat, muss aber nicht zwangsläufig mit kleinen Tipps und Tricks wieder flottgemacht werden. Manchmal gibt es innerhalb der Familie Situationen, die einen Mann und eine Frau wieder zusammenbringen. Situationen, in denen sie ihre erste große Liebe wieder neu entdecken – und dann tatsächlich sehr glücklich werden. Es gibt aber auch Paare, die sind – auch ohne irgendeinen Ratgeber – ein ganzes Leben lang glücklich und haben alle Hürden, die eine Zweisamkeit anzubieten hat, überwunden.

Ein ganzes Leben miteinander

Mayme (99) und Clarence (101) aus White Bear Lake im US Staat Minnesota feierten in diesem Jahr ihren 83. Hochzeitstag mit einer großen Familienparty. Somit sind diese beiden das am längsten verheiratete Paar der Welt – und wie sollte es auch anders sein: Sie wurden ins Guinness-Buch der Rekorde aufgenommen.

Das rüstige Rentnerehepaar, das in einer betreuten Seniorenanlage lebt, hat diesen Tag gemeinsam mit den sechs Kindern gefeiert. Zur Großfamilie gehören außerdem 39 Enkel, 101 Urenkel und 40 Ururenkel. Maymes jüngere Schwester kam ebenfalls zum Gratulieren – und sie ist auch schon 98 Jahre alt. Kennengelernt haben sich Mayme und Clarence in der Schule, und zwar im Jahr 1920 – das Jawort gaben sie sich am 17. Februar 1925! Ihre glückliche Ehe hätte beinahe den 25. Hochzeitstag nicht erlebt. Clarence erkrankte lebensgefährlich an Tuberkulose. Mayme betete zu Gott und versprach, dass sie täglich den Gottesdienst besuchen würde, wenn ihr Mann die Krankheit überleben würde. Es konnte gar nicht anders kommen: Der Mann wurde wieder gesund und die Frau hielt ihr Versprechen ein. Für den täglichen Kirchgang allerdings fehlt ihr seit einigen Jahren ein bisschen die Kraft – aber beten kann man ja auch zu Hause.

Wer so viele Ehejahre auf dem Buckel hat, der kann sicherlich unglaublich viel erzählen. Man fragt sich aber auch, welches Geheimnis dahintersteckt? Das Jubelpaar hat die Hauptpunkte für ein glückliches und sicheres Leben zu zweit genannt:

Glaube

Vertraue in Gott. Der Glaube verbindet und schafft eine gemeinsame Grundlage.

Akzeptanz

Akzeptiere deinen Partner so, wie er ist. Versuche ihn nicht zu ändern – auch wenn er kleine Fehler und seltsame Angewohnheiten hat.

Bescheidenheit

Du brauchst keine Kreditkarte. Gib nur das Geld aus, über das du auch tatsächlich verfügen kannst.

Diskretion

Streite niemals vor anderen oder vor den Kindern.

Tugendhaftigkeit

Führe ein ordentliches Leben! Rauche nicht und trinke nicht, dann gibt es auch keinen Streit.

Charakter

Suche dir einen guten Menschen als Partner, der Entscheidungen treffen kann und dich sicher durch das Leben führt.

In München haben Hildegard und Wilhelm Wende gerade ihre diamantene Hochzeit gefeiert. Sie heirateten vor sechs Jahrzehnten, kurz vor der Währungsreform. Der pensionierte Berufssoldat Wilhelm erzählt mit einem Augenzwinkern immer wieder gern, warum er geheiratet hat: »Ich brauchte halt eine anständige Schlafstelle.« Die hat er dann bei Hildegard gefunden – und der Grund, den er genannt hat, war auch nicht ernst gemeint. Den beiden ist es in den Nachkriegsjahren nicht gerade rosig ergangen. Der Anzug und das Brautkleid waren geliehen. Hildegard und Wilhelm haben – wie so viele Menschen dieser Generation – mit nichts angefangen. Doch mit dem Wirtschaftswunder verbesserte sich die finanzielle Situation der Wendes. Das Paar hat drei Kinder und zwei Enkelkinder und lebt seit knapp 40 Jahren im eigenen Haus. Sie sind gemeinsam durch dick und dünn gegangen und heute kümmert sich der Mann liebevoll um seine Frau, die im Rollstuhl sitzt – der große Beweis für eine Liebe, die schon ein ganzes Leben hält.

Und das Rezept dieser Ehe?

Darüber muss der 82-Jährige nicht lange nachdenken: »Man muss aufeinander zugehen – Sie können es auch sich arrangieren nennen«. Natürlich, gibt er zu, streitet man auch manchmal, aber ernsthafte Auseinandersetzungen habe es nie gegeben. Die innige Verbindung zwischen den beiden ist spürbar, auch oder gerade nach so vielen gemeinsamen Jahren.

Wenn das nicht Liebe ist!

In unserer heutigen, schnelllebigen Zeit hören sich solche Lebensgesichten wie ein unwirkliches Märchen an. Vor allem auch deshalb, weil die Frauen im wahrsten Sinne des Wortes alles das gemacht haben, was die Männer wollten. Sie sorgten sich um Haushalt, Kinder und Familie und waren fromm. Und hätten niemals Widerworte gehabt. Warum auch – war doch alles richtig in ihrem Leben. Und beide waren glücklich!

Ich habe noch eine Geschichte, die fast unglaublich klingt!

Eine 97-jährige Frau heiratet nach einem halben Jahrhundert wilder Ehe ihren Freund! Als diese beiden sich kennenlernten, war die Tinte unter den Römischen Verträgen kaum getrocknet und Willy Brandt noch Bürgermeister von Berlin: Sie selbst war damals Ende 40 und er knapp über 50.

Nun wollen sie also heiraten. Sylvie Basien sagt, dass sie und ihr 101 Jahre alter Freund vor lauter Arbeit keine Zeit gehabt hätten, zu heiraten: »Mir ist meine Arbeit immer über alles gegangen und meine Arbeit war in Monaco«, erklärte die ehemalige Geschäftsfrau. Ihr Freund Guiseppe habe im italienischen Mailand als Mediziner gelehrt. So hätten sie sich immer nur am Wochenende und in den Ferien gesehen. Auch jetzt pendele sie noch zwischen Monaco und Italien. Der Termin für die Hochzeit steht zwar noch nicht fest – aber die Papiere für das Aufgebot liegen schon bei einem Standesamt in Mailand vor.

Da kann man nur sagen: Herzlichen Glückwunsch!

Diese Geschichten sind schön zu lesen – ich habe aber auch mit vielen Paaren gesprochen, die das späte Glück mit ihrem Lebenspartner wiedergefunden oder wiederentdeckt haben, nachdem innerhalb der Familie Ausnahmesituationen aufgetreten sind.

Ich finde es sehr beruhigend, dass man sich nicht immer gleich trennt, sondern wieder zusammenfindet und das späte Glück dann doch noch gemeinsam erleben kann.

Die Liebe neu entdecken

Auf das Gespräch mit Corinna (57) und Klaus (62) war ich sehr gespannt. Das Ehepaar, das mich an der Tür empfangen hat, war ausgesprochen sympathisch. Der Kaffeetisch auf der Terrasse war liebevoll gedeckt und der selbst gebackene Marmorkuchen duftete verführerisch.

»Wir haben lange überlegt, über unsere Liebe öffentlich zu sprechen«, sagt Klaus und Corinna erklärt auch gleich warum: »Weil es halt immer noch ein Tabuthema ist, die reife Liebe, und die Leute, besonders die jungen, blöde Witze darüber machen. Vielleicht können wir jetzt anderen helfen, sich ebenfalls zu ihrer Liebe zu bekennen und sie auch entsprechend zu genießen.«

Kaffee wird eingegossen, der Kuchen verteilt und dann erzählen die beiden, dass sie nach 28 Jahren die Liebe neu entdeckt haben.

War sie denn irgendwann verschwunden?

»Nein«, sagt Corinna mit einem Blick auf ihren Mann, »verschwunden war sie nie, sie hat sich verändert und das hat mich manchmal stark belastet. Wir haben uns voneinander entfernt, nur noch über alltägliche Dinge gesprochen. Also ich meine, es gab nur noch selten kuschelige Abende, an denen nur wir beide wichtig waren. Ein Jahr nach der Hochzeit kam unsere Tochter Ellen zur Welt, zwei Jahre später unser Sohn Hannes. Wir hatten wenig Geld, ich arbeitete weiter, halbtags als Sprechstundenhilfe, mein Mann in seinem Beruf als technischer Zeichner.« Wie so oft, wenn der Alltag übermächtig wird, wenn eine gewisse Gewohnheit einkehrt, dann reißt der erotische Draht. »Wir haben zwar nicht darüber geredet, aber wir haben beide gespürt, dass das alles nicht mehr prickelnd war, konnten aber nichts dagegen tun.«

Corinna drückt die Hand von Klaus und erzählt, dass die schlimmste Zeit für sie und sicherlich auch für Klaus ihre Wechseljahre waren: »Ich hatte keine Lust mehr auf Sex, Berührungen oder Liebkosungen konnte ich nicht mehr ertragen.«

Was sie denn so belastet hat, frage ich nach.

Die Antwort kommt schnell: »Alles, ich habe mich unwohl gefühlt. Ich habe viel geweint und ich wollte nicht wahrhaben, dass ich nicht mehr jung bin. Ich wollte mich vor meinem Mann nicht mehr ausziehen und der Blick in den Spiegel hat mich nur noch unglücklich gemacht. Mir sind die Kinder auf die Nerven gegangen, meine Pflichten, mein Job, mein Mann. Ich wollte nur noch allein sein. Alles war für mich vorbei.«

Ich frage Klaus, wie er auf das Gefühlschaos seiner Frau reagiert hat. Ob er an Trennung oder an einen Seitensprung gedacht hat?

»Um ganz ehrlich zu sein«, antwortet Klaus, »ich war total frustriert, weil ich nur noch auf genervte Abneigung gestoßen bin. Mir war nicht klar, was eigentlich los ist. Aber nein, ausbrechen wollte ich nicht, weil ich meine Frau geliebt habe und ihr helfen wollte.«

Was er gemacht hat, möchte ich wissen. »Es war manchmal sehr schwer, aber ich habe versucht, meine eigenen Wünsche zurückzustellen. Corinna hat die Probleme bewältigt und in den Griff bekommen. Sie ist endlich zum Arzt gegangen.«

Das nächste einschneidende Erlebnis liegt zwei Jahre zurück. Die Kinder sind ausgezogen und fast zeitgleich ist das Ehepaar in den Ruhestand gegangen. Auf einmal Zeit ohne Ende, niemanden mehr, um den man sich kümmern musste oder besser gesagt konnte. Genau der Zustand, den sich Corinna immer herbeigesehnt hatte. Und jetzt war das schier unerträglich. Sie war unglücklich und unausgelastet. Aus diesem Tief hat Klaus sie herausgeholt: »Ich wusste, dass sie die Kinder vermisst, ich doch auch, und das habe ich ihr gesagt. Und ich habe ihr auch gesagt, dass wir jetzt etwas für uns tun müssen, für unsere Liebe.« Das war wie eine Initialzündung! Plötzlich war das Leben wieder lebenswert und es wurden Pläne geschmiedet. »Unsere erste Reise als alleinstehendes Ehepaar haben wir nach Venedig gemacht«, erzählt Corinna, »es war unglaublich romantisch. Wie jung verliebt haben wir uns an den Händen gehalten, haben uns geküsst, auch in der Öffentlichkeit. Das haben wir schon so lange nicht mehr getan. Die erste Nacht dieser Reise war wunderschön. Nicht wild und leidenschaftlich wie in jungen Jahren, sondern innig und sehr zärtlich. Wir haben uns und unsere Bedürfnisse neu entdeckt. Wir wissen jetzt, dass damit unsere schönsten Jahre angefangen haben.«

Wie sehen die schönsten Jahre jetzt aus?

»Wissen Sie«, sagt Klaus und nimmt seine Frau in den Arm, »man hat ja immer zu wenig Zeit. Wir machen Reisen, schauen uns die Städte an, die uns immer schon interessiert haben. Wir spielen wieder Tennis – gemeinsam, dazu hatten wir nie genug Zeit und wir treffen uns wieder regelmäßig mit unseren Freunden.« Für Corinna ist es wichtig, auch ihre Freundinnen zu haben und mit ihnen zu quatschen, über Themen, die Männer halt nicht interessieren.

Das ist vollkommen richtig. Es ist wichtig, einen eigenen Freundeskreis zu haben. Das bringt erstens neuen Gesprächsstoff in die Beziehung und zweitens hat der Partner nicht das Gefühl, ständig umsorgt und gegängelt zu werden.

Und dann wollte ich noch etwas über die neu entdeckte Liebe erfahren.

Klaus lacht und überlässt an dieser Stelle das Gespräch gern seiner Frau: »Also Sex steht bei uns nicht mehr an erster Stelle. Wichtig ist für uns die Zärtlichkeit, die Nähe. Das Gefühl, jemanden zu lieben und wiedergeliebt zu werden, ist unbeschreiblich schön. Wir wissen beide, dass alles etwas langsamer geht und nicht auf Knopfdruck funktioniert, so wie früher. Aber wir haben doch Zeit. Ich für mich habe akzeptiert, dass ich keine Modelfigur mehr habe und mein Mann gibt mir das Gefühl, dass er mich trotzdem schön und begehrenswert findet – und ich ihn übrigens auch.«

Ich weiß nicht, wie Sie das sehen, aber ich finde es sehr schön, dass man als »altes« Ehepaar die Liebe neu entdecken kann. Und damit Sie Ihre neu entdeckte Zärtlichkeit so genießen können wie diese beiden, habe ich ein paar Tipps für Sie:

So entdecken Sie Ihre Zärtlichkeit neu:

Haben Sie keine Scheu, Ihre eigenen erotischen Wünsche dem Partner zu sagen. Es kann doch sein, dass er auch Wünsche anmelden möchte, sich aber nicht traut. Denken Sie immer daran, Gespräche über die Liebe machen Lust auf mehr.

Brechen Sie aus festgefahrenen Ritualen aus. Es muss nicht immer ein gemeinsamer Fernsehabend sein. Musik hören, die Sie beide an besonders schöne Stunden erinnert, und gemeinsam bei Kerzenlicht auf dem Sofa kuscheln ist wunderschön.

Überraschen Sie ihn mal mit einem romantischen Abendessen zu Hause. Aber bitte keine zu scharfen Gewürze verwenden, sonst schmecken hinterher die Küsse nicht besonders gut.

Gönnen Sie sich nach einem wohlriechenden Bad eine erotische Massage. Es tut nicht nur gut, Sie entdecken auch die erogenen Zonen Ihres Partners neu.

Machen Sie sich auch zu Hause schön, damit signalisieren Sie erotisches Interesse. Und sagen Sie bitte ab und zu mal die magischen Worte: »Ich liebe Dich!« Da kann dann wirklich niemand mehr widerstehen!

Jung und verliebt mit 60!

Das Schicksal geht manchmal seltsame Wege. Da verlieben sich zwei Menschen, verlieren sich aus den Augen und irgendwann heiraten sie. Allerdings völlig andere Partner. Wie das Leben so spielt – auf einmal treffen sie sich wieder, und wieder sind beide alleinstehend, weil geschieden oder sogar verwitwet. Aber es entsteht eine ganz große Liebe, an die keiner mehr geglaubt hat.

Christa (60) und Horst (62) haben sich nach vielen Jahren wiedergetroffen und sagen: Wir haben das Glück noch mal gefunden! Ich treffe die beiden in einem Gartenrestaurant in der Nähe von Düsseldorf. Bereits die Begrüßung ist ausgesprochen herzlich: »Also wir freuen uns auf das Gespräch, denn wir sind so glücklich, und das sollen alle wissen.«

Nachdem wir Weißwein, Wasser und für alle einen Vorspeisenteller bestellt haben, sagt Christa: »Ich habe nicht mehr geglaubt, dass ich mich noch mal so bedingungslos verlieben und auch vertrauen kann.«

Wieso bitte das?

Die Antwort kommt sofort: »Ich bin geschieden, denn mein Mann hat mich vor zehn Jahren wegen einer jüngeren Frau verlassen. Das hat wehgetan und war demütigend, all die Lügen und Gemeinheiten, da will man eigentlich von Männern nichts mehr wissen. Aber dieses Leben ist für mich jetzt vorbei.« Horst erzählt, dass er vor sechs Jahren Witwer geworden ist: »Ich habe sehr lange um meine Frau getrauert, konnte mit dem Alleinsein überhaupt nicht fertig werden. Klar, ich wollte wieder eine Partnerin. Aber ehrlich, in meinem Alter ist das nicht so einfach, wieder an die Frau zu kommen. Man hat ja auch so seine Ansprüche.«

Eine Weile sagt keiner etwas und ich frage nach, wie lange sie jetzt ein Paar sind.

Die nachdenkliche Stimmung ist wie weggeblasen und Christa sprudelt nur so: »Also wir waren ja mal ineinander verliebt, gleich nach der Schulzeit, und haben uns aus den Augen verloren. Ich habe, gerade als es mir so schlecht gegangen ist, öfter mal an Horst gedacht und mich gefragt, wo er abgeblieben ist und was er so macht. Und wie das Leben so spielt, haben wir uns vor gut drei Jahren in einem Café auf der Königsallee wiedergetroffen. Ich konnte es nicht fassen, er war zwar älter geworden, ich ja auch, aber ich habe ihn sofort wiedererkannt und gefallen hat er mir immer noch.« Horst bestätigt, dass es ihm ebenso ergangen ist: »Ich wusste erst nicht, wie ich sie ansprechen sollte, ich war ja in diesen Dingen etwas aus der Übung, aber es hat funktioniert und dann haben wir uns immer häufiger verabredet und seit gut zwei Jahren sind wir jetzt ein Liebespaar.«

Und wie war das mit den Schmetterlingen im Bauch, so wie in den jungen Jahren?

Beide lachen sich an und Horst meint: »Ich kann für uns beide sprechen. Klar waren sie wieder da, die Schmetterlinge – aber eben anders. Wir haben versucht, uns nicht gleich zu offenbaren, wenn Sie wissen, was ich meine. Wir haben zuerst viel geredet.«

Geredet – worüber denn?

Christa druckst zuerst ein bisschen herum und erzählt sehr ehrlich: »Über unser vergangenes Leben, über Ängste, Verletzungen und über Sehnsüchte. Vor allem über die Sehnsucht nach Liebe, Geborgenheit, Zärtlichkeit und einer erfüllten Sexualität, auf die wir beide so lange verzichtet haben.« Das ist das Stichwort für Horst: »Ich wollte Christa alles erfüllen, nur Sex hat mir Angst gemacht. So aus der Übung wollte ich sie nicht gleich enttäuschen. Deshalb habe ich mit ihr über meine Ängste gesprochen. Ist mir übrigens nicht leichtgefallen.«

Es ist auch ein heikles Thema, denn erstens macht die Übung den Meister. Und zweitens liegt es auch am Alter und wenn man weiß, dass nicht alles sofort so funktioniert, wie man möchte, dann kann man damit umgehen. Außerdem – Liebe im Alter kann vielfältige Ausdrucksformen finden, wenn man nur genug Fantasie und Mut zur Selbstverwirklichung aufbringt. Christa und Horst haben das wunderbar geschafft: »Wir nehmen uns alle Zeit der Welt, verwöhnen uns mit Streicheleinheiten und alles andere kommt dann von selbst«, erklärt Horst die Situation.

Leben Sie zusammen in einer Wohnung?, will ich wissen.

Christa schüttelt energisch den Kopf: »Nein, das möchte ich überhaupt nicht und Horst auch nicht. Wenn man lange allein gelebt hat, dann entwickelt man Macken, die man einem anderen Menschen nicht zumuten möchte.« Horst lacht schallend und meint: »Ja, weil du morgens nicht aus dem Bett kommst und ich so früh aufstehe. Aber ernsthaft, wir lieben uns, aber wir wollen uns unsere eigenen Freiräume erhalten. Außerdem ist es doch erotisch und spannend, wenn man fragt, gehen wir zu dir oder zu mir?«

Sie sehen sich also nicht jeden Tag?

»Doch«, sagt Christa, »aber es ist nicht Pflicht. Wir haben beide einen eigenen Freundeskreis, den wir pflegen, ich gehe gern schwimmen und manchmal bin ich auch ganz gern allein für mich.« Für Horst ideal, denn er geht täglich joggen und auch mal mit seinen Kumpels in die Kneipe: »Da braucht man nicht unbedingt eine Frau dabei.« Christa streichelt kurz seine Hand und meint: »Also das finde ich auch, aber wir machen viel gemeinsam.«

Und was bitte?

»Wir haben uns zu einem Tanzkurs angemeldet«, sagt Horst, »weil Christa so gern tanzt und ich es eigentlich nicht kann. Es ist richtig lustig und das Schöne daran ist, dass dann auch Partys gefeiert werden und man zeigen kann, was man schon alles gelernt hat.« Gelernt wird auch intensiv Italienisch, denn die beiden haben eine Reise in die Toskana geplant. »Man will ja mit den Leuten auch mal vernünftig sprechen«, meint Horst dazu.

Wie haben denn die Verwandten und die Freunde auf Ihre Liebe reagiert?

Jetzt schaut Christa ziemlich nachdenklich: »Von meiner besten Freundin bin ich enttäuscht worden. Sie meinte, dass sich solche Dinge in meinem Alter nicht mehr gehören. Wahrscheinlich war sie neidisch, denn ich habe ihr gesagt, wie jung und gut ich mich fühle, seit ich Horst wiedergefunden habe.« Horst dagegen hat nur Positives erfahren. Seine Freunde finden das alles gut und müssen sich keine Sorgen mehr um ihn machen!

Steht jetzt dann doch noch eine Hochzeit ins Haus?

Christa und Horst sehen sich lange an und sagen dann: »Nein, das nicht, wir sind auch ohne Trauschein glücklich und wir wissen, dass wir uns aufeinander verlassen können. Warum also der ganze Stress?«

Wir stoßen auf das Glück und die Liebe an und dann kommt sie tatsächlich, die Frage aller Fragen, und zwar von Horst: »Sag mal, was ist jetzt? Gehen wir zu dir oder zu mir?« Christa gibt ihm ein Küsschen und sagt nur: »Zu mir, da ist es gemütlicher!«

Da kann ich nur noch sagen: Alle Irrungen und Wirrungen in der Liebe finden zum Glück dann oft doch ein gutes Ende. Und damit Sie mit einem neuen Partner das Glück genießen können, auch hier ein paar Tipps von mir zum Thema, warum Sex so gesund ist und jung hält.

Sex ist ein Jungbrunnen:

Wer das Gefühl hat, geliebt und begehrt zu werden, ist ausgeglichen und kann deshalb auch im Alltag besser bestehen.
Für Liebe und Sex gibt es keine Altersgrenze. Werfen Sie alle Hemmungen über Bord und geben Sie sich hin. Auch wenn man keine Modelfigur mehr hat, kann man Sex genießen. Denn beide, Mann und Frau verändern sich. Und das sicherlich nicht immer im positiven Sinn.
Sex tut nicht nur der Seele gut, Sex durchblutet und macht Sie deshalb attraktiv. Ihre Ausstrahlung ist deshalb sehr erotisch, ganz egal, wie alt Sie sind.
In den reiferen Jahren wissen Sie ganz genau über Ihren Körper Bescheid und kennen Ihre Bedürfnisse und Ihre Abneigungen. Lassen Sie sich nicht verbiegen und sprechen Sie mit dem Partner darüber. Das kann für beide ein großer Vorteil sein.
Bleiben Sie bitte immer experimentierfreudig, das regt die Fantasie an. Vergessen Sie nie, dem anderen zu sagen, dass Sie ihn sehr sexy finden. Das macht nicht nur glücklich, sondern auch noch schön!

Heirat nach der Scheidung: Glück im zweiten Anlauf

Es ist kein Privileg der Stars und Sternchen, auch ganz normale Menschen heiraten, lassen sich scheiden, weil es vorne und hinten nicht klappt – oft aus Gründen, die nicht wirklich nachvollziehbar sind – und heiraten dann wieder den gleichen Partner. Und werden dann erst richtig glücklich.

So wie Gisela (48) und Heinz (56), die ich ebenfalls besucht habe – in ihrer sehr schönen Wohnung in der Nähe von Bonn, mit Blick auf den Rhein.

Heinz ist nicht so gut drauf, er zündet sich nach einer Tasse Tee umständlich eine Pfeife an und brummelt dabei: »Sie wollen also jetzt wissen, warum wir noch einmal geheiratet haben – oder?« Stimmt genau, das will ich wissen und noch viel mehr. Zum Beispiel warum die Ehe das erste Mal schiefgegangen ist.

Die beiden sehen sich an und dann meint Heinz: »Wegen mir hätte es keine Scheidung geben müssen. Für mich hat sich nichts geändert. Alles ist prima.« Gisela lächelt ein bisschen verkrampft und sagt dann: »Ach hör doch auf mit dem Unsinn. Ja, jetzt ist alles prima, aber wir hatten arge Probleme. Ich wollte das eigentlich auch nicht, denn eine 18-jährige Ehe schmeißt man nicht so einfach weg, aus einer Laune heraus.«

Was ist denn nun so schiefgelaufen?

»Wir waren sehr verliebt, wollten uns keine Sekunde trennen und haben viel zu schnell geheiratet. Heute weiß ich, es war falsch, denn wir haben uns nicht richtig gekannt. Unsere Interessen gingen auseinander. Er liebte Fußball, den Karneval und seine Kumpels. Auf Musik, Theater, Kino und schön Ausgehen hatte er keine Lust«, erzählt Gisela.

Die Folge war, dass die beiden sich auseinandergelebt haben, der Alltag war übermächtig. Es gab keine vernünftigen Gespräche mehr, keine Komplimente und keine Zärtlichkeiten. Und das Schlimme war, dass auch der Sex immer weniger wurde. Jetzt mischt sich Heinz ein: »Wir haben halt so unser Pflichtprogramm abgespult, einfach langweilig.«

Wer ist dann aus der Beziehung ausgebrochen?

»Das war ich«, gibt Gisela zu, »ich hatte mich verliebt und war auf einmal so glücklich, weil ich begehrt wurde. Irgendwann habe ich es Heinz gesagt, der hat es nicht glauben wollen, hat aber dann eingesehen, dass es für uns beide besser war, sich zu trennen. Die Scheidung habe ich eingereicht.«

Heinz sieht seine Frau an und meint: »Jetzt konnten wir beide machen, was wir wollten. Jeder hatte seine eigene Wohnung und seine eigenen Beziehungen. Ich bin erst mal in ein tiefes Loch gefallen, denn ich konnte nicht verstehen, warum Gisela mich verlassen hat. Dann hatte ich Freundinnen und mir ging es besser.« Mit einem Seitenblick auf Heinz erzählt Gisela, dass sie zuerst einmal glücklich war und das Leben genossen hat. »Aber irgendwann hat mir was gefehlt. Mein Leben verlief glatt, ich hatte auf einmal Sehnsucht nach meinem Heinz, der immer so schlampig gewesen ist, der brummig durch die Wohnung lief, dem es so schwergefallen ist, mir zu sagen, dass er mich liebt. Mit einem Wort, ich wollte zu ihm zurück.«

Heinz lacht laut: »Aber so einfach ist das nicht gegangen, wir mussten zuerst einen vernünftigen Weg finden, wieder miteinander zu sprechen, wir mussten versuchen, uns wieder zu vertrauen. Da ist doch eine ganze Menge passiert.«

Sie haben sich getroffen, miteinander geredet, sich unendliche Vorwürfe gemacht: »Aber unser Verhältnis ist immer besser geworden«, erklärt Gisela, »auf einmal war da wieder so eine Vertrautheit zwischen uns, die ich so vermisst habe.« Heinz kommt direkt auf den Punkt: »Wir haben vereinbart, unsere Verhältnisse aufzugeben und es noch einmal miteinander zu versuchen. Ehrlich, ich hatte nur einen Gedanken, mit Gisela zu schlafen, und da wollte ich vorher was Kluges sagen.« Gisela gibt ihm ein Küsschen: »Im Nachhinein bist du ein echter Schuft, aber ich wollte das doch auch.«

Jedenfalls sind die beiden wieder ein Paar geworden, richtig verliebt und haben sich wieder eine gemeinsame Wohnung gesucht. Vor vier Jahren haben sie zum zweiten Mal geheiratet – nur mit ein paar Freunden, und sie haben es nicht bereut.

Was hat sich in der zweiten Ehe verändert?

»Eine ganze Menge«, sagt Gisela, »wir sind beide toleranter geworden und kompromissbereiter. Ich nörgele nicht mehr herum, wenn die Socken wieder mal unter dem Bett liegen. Was ich damit sagen will: Wir passen auf, dass wir die Fehler von früher nicht mehr machen.«

Heinz freut sich darüber, wenn seine Gisela mit ihm und seinen Freunden um die Häuser zieht, wenn sie mit zum Karneval geht und er hat sich sogar überwunden und war mit im Theater. Er geht jetzt sogar regelmäßig mit ins Kino. »Wahrscheinlich hätte ich das alles auch schon früher machen sollen«, resümiert er.

Der Alltag, sagen beide übereinstimmend, ist nicht mehr übermächtig. Jetzt machen sie ab und zu schöne Reisen und sportlich betätigen sich die beiden ebenfalls – gemeinsam. Denn das macht auf jeden Fall gute Laune!

Pflichtprogramm im Bett gibt es auch nicht mehr: »Es ist schön geworden, denn wir wissen jetzt beide, was der andere gern mag«, meint Heinz und Gisela ergänzt: »Wir sind experimentierfreudiger als früher und wenn einer mal keine Lust hat, dann wird eben gekuschelt. Den Gedanken, dass da eine andere Frau oder ein anderer Mann im Spiel ist, den gibt es nicht mehr.«

Gibt es auch keinen richtigen Krach mehr zwischen Ihnen?

»Doch«, antwortet Heinz, »aber es gibt dann kein tagelanges Schweigen mehr, wir reden darüber.«

Haben Sie in solchen Situationen nicht doch einmal bereut, wieder geheiratet zu haben?

»Nein«, kommt es entschieden zurück, »wir wissen, dass die Liebe kostbar ist, dass man Verantwortung für den Partner trägt und dass das Leben zu zweit einfach wunderschön ist.«

Da will und kann ich nicht widersprechen.

Damit es auch bei Ihnen wieder besser klappt:

Wenn Sie verloren gegangenes Vertrauen wieder aufbauen wollen, machen Sie keine Vorwürfe, sondern hören Sie genau hin, was Ihr Partner sagt. Wichtig ist auch, den anderen mit der wiedergefundenen Liebe nicht zu erdrücken, sondern ihm Luft zum atmen zu lassen.
Lernen Sie, tolerant und kompromissbereit zu sein. Es muss nicht immer nur nach Ihrem Kopf gehen. Und üben Sie sich in Rücksichtnahme, wenn nicht gleich alles auf Anhieb funktioniert. Haben Sie keine Angst vor einem Streit. Aber bitte nicht in die Schmollecke zurückziehen, sondern darüber reden.
Lassen Sie dem Partner ein kleines Privatleben und eine längere Leine. Das zeigt, dass Sie Vertrauen haben.
Hängen Sie nicht an alten Zöpfen und alten Ritualen, Offenheit macht das neue Leben zu zweit spannender.
Seien Sie in der Sexualität experimentierfreudig. Sagen Sie sich aber auch sehr deutlich Ihre Wünsche und Ihre Abneigungen, dann gibt es keine Missstimmungen.

Ich wollte Ihnen mit diesen Beispielen zeigen, dass man viele Schwierigkeiten in einer Beziehung lösen kann, auch wenn diese fast ausweglos erscheinen. Aber es gibt noch etwas, was eine Partnerschaft schwer belasten kann und worüber leider in Partnerschaften sehr wenig gesprochen wird – und noch weniger getan: Unausgelebte Sexualität, weil der Partner impotent ist, macht die Liebe kaputt.

Das muss aber nicht so sein, wie Helga (55) und Harald (65) beweisen. Ich habe die beiden besucht und das Gespräch kam nur zögernd in Gang. Harald sagt gleich zu Anfang, dass es ihm schwerfällt, über sich zu reden: »Über die Impotenz eines

Freundes zu sprechen ist sicherlich leicht, aber wenn es um einen selbst geht, da wird das schon sehr schwierig.« Helga, seine Frau, hilft ihm auf die Sprünge: »Jetzt stell dich nicht so an, oder meinst du, du bist der einzige Mann, der da so seine Probleme hat oder hatte?«

Für beide war es einmal die Liebe auf den ersten Blick und sie haben auch ziemlich schnell geheiratet. »Es war eine tolle Zeit.« Heute sind beide in Rente. »Wir sind viel ausgegangen mit unseren Freunden und wenn wir dann zu Hause waren, dann ging so richtig die Post ab«, erzählt Harald.

Die Post ab? Sie meinen Sex?

»Klar, was denn sonst? Wenn man jung und gesund ist, gibt es keine Probleme«, bestätigt Harald. Jung und gesund – da liegt also der Hase im Pfeffer, und jetzt redet sich Helga so einiges von der Seele: »Vor ungefähr acht Jahren hat es angefangen, da hatte mein Mann immer weniger Lust auf Sex und wenn ich ihn fragte, was los sei, dann hat er immer von Stress geredet. Ich habe dann immer gehofft, dass es wieder besser wird, aber geändert hat sich eigentlich nicht viel. Und wissen Sie, wenn man einen Menschen genau kennt, wird schnell klar, dass er Probleme hat. Er hatte immer wieder Erektionsstörungen.«

Wie sind Sie beide mit diesem Problem umgegangen?

Helga atmet tief durch und erzählt dann: »Es war schlimm, ich habe die Schuld bei mir gesucht, dachte, ich bin nicht mehr attraktiv genug, und habe mir Gedanken darüber gemacht, ob da vielleicht eine andere Frau ist. Und wenn ich ihn direkt darauf angesprochen oder vorgeschlagen habe, doch mal zum Arzt zu gehen, ist er böse geworden. So nach dem Motto, alles ist langweilig und eintönig und ich würde ihn nicht richtig stimulieren. Das hat mich sehr unglücklich gemacht und auch sehr gekränkt. Ich war noch nicht einmal 50 und sollte nun auf Sex verzichten, nur weil er nichts gegen seine Probleme unternehmen wollte. Der Rat einer Freundin, ich sollte mir mal einen Liebhaber nehmen, konnte mich auch nicht trösten. Dass wir jetzt in einer echten Krise steckten, brauche ich nicht extra zu erwähnen. Ich habe mich immer mehr zurückgezogen, mein Mann auch, denn er hatte ja panische Angst, immer wieder zu versagen.

Harald fühlte sich über längere Zeit sehr unwohl und musste zum Arzt. Der hat dann stark erhöhten Blutdruck und altersbedingten Blutzucker festgestellt. Er hat ihm auch dringend geraten, abzunehmen. »Klar, er hat nach meiner Potenz gefragt und ich habe ihn angelogen und gesagt, dass alles bestens wäre«, gibt Harald zu. Er bekam Medikamente, die er heute noch nehmen muss. Die Blutwerte regulierten sich wieder – aber Erektionen hat er überhaupt nicht mehr bekommen. »Der absolute Tiefschlag, jetzt war ich impotent und mir war klar, dass ich das jetzt meiner Frau sagen musste. Aber wie? Ich habe an Viagra gedacht und davon geträumt, dass alles wieder funktioniert«, gesteht Harald kleinlaut.

Aber wie Männer nun mal so sind, Harald hat natürlich nicht sofort mit seiner Frau gesprochen, sondern mit seinem besten Freund. Der hat ihm glücklicherweise geraten, endlich Farbe zu bekennen. Eine Weile ist es jetzt sehr still, bis Helga meint. »Also ehrlich, wir haben es geschafft, trotz Impotenz finden wir beim Sex Erfüllung und das ist doch das Wichtigste – oder?«

Stimmt genau, aber wie funktioniert das jetzt?

»Es hat nicht sofort funktioniert, wir waren beide sehr gehemmt, keiner wollte den Anfang machen«, sagt Helga. »Ich habe all meine Wünsche zurückgestellt und war nur sehr zärtlich zu Harald. Ich wollte ihm damit die Versagensangst nehmen, wollte ihm zeigen, dass er sich fallen lassen kann und im Grunde gar nichts machen muss.«

Dass man Sexualität, die so lange nicht ausgelebt worden ist, nicht einfach wieder anknipsen kann, ist klar. Es müssen wieder Vertrauen und Nähe aufgebaut werden. Und genau das haben Helga und Harald geschafft.

»Es war auf einmal sehr schön für mich, die passive Rolle zu spielen«, erzählt Harald. »Sie hat mir wieder beigebracht, was man mit Händen, Zunge und Zähnen alles machen kann und dass man dabei unglaublich glücklich ist. Von einer Krise kann man jetzt nicht mehr reden und ich würde in einer solchen Situation heute lieber gleich mit meiner Frau reden, anstatt mich so dumm anzustellen.«

Helga hat klugerweise die Ernährung umgestellt und Harald hat prima abgenommen und fühlt sich deshalb wohl. Außerdem verrät Helga, dass sie jetzt regelmäßig schwimmen und sehr viel laufen und spazieren gehen.

Wenn der Blutdruck von Harald weiterhin stabil bleibt, dann hat ihm sein Arzt gesagt, kann er ja mal Viagra nehmen, um sich wieder mal als ganzer Mann zu fühlen. Diese Aussicht ist zwar rosig, aber Harald meint heute dazu: »Ich glaube, ich mache das nicht. Ich fühle mich als ganzer Mann, denn jetzt erlebe ich eine Sexualität, die mich restlos glücklich macht und das hätte ich früher nie geglaubt. Gezeigt hat mir das meine Frau und dafür liebe ich sie mehr denn je.«

Um ehrlich zu sein, hat mich dieses Gespräch sehr beeindruckt. Denn offenbar muss es das Schreckgespenst Impotenz nicht geben – wenn man gemeinsam etwas dagegen unternimmt. Und auch hier habe ich für Sie ein paar Tipps, wie Sie mit einem derartigen Problem besser umgehen lernen.

Wenn es sexuelle Schwierigkeiten gibt:

Gehen Sie bei sexuellen Problemen auf jeden Fall zum Arzt. Die Ursachen können psychisch und medizinisch sein. Der Arzt kann das feststellen und dann auch behandeln.

Tropfen und Pillen aus dem Sexshop helfen nicht. Es handelt sich hierbei um reine Nahrungsergänzungsmittel. Bei Potenzpillen aus dem Internet handelt es sich meist um gefährliche Fälschungen.

Nehmen Sie bitte niemals Potenzpillen, ohne mit dem Arzt darüber gesprochen zu haben. Bei Bluthochdruck kann das fatale Folgen haben.

Ernähren Sie sich gesund, treiben Sie Sport und verzichten Sie möglichst auf Nikotin und Alkohol. Das hält Sie gesund und wirkt sich – auch ohne Pillen – positiv auf die Potenz aus.

Liebe braucht Beziehung

Sie sehen, man kann durchaus über Probleme sprechen und man kann sie auch gemeinsam lösen. Deshalb bleibt die große Frage:

Warum findet man so selten den Mut, über die Veränderungen in der Beziehung mit dem Partner zu sprechen, sondern lebt lieber nebeneinander her?

Es liegt sicherlich daran, dass die Partnerschaft sich langsam, aber sicher verändert. Keiner von beiden merkt es anfangs, dass es kaum mehr Zeit gibt, in der man zu zweit sein kann. Zuerst sind immer die Kinder da, sind diese aus dem Haus, dann kümmert man sich um den Job, um Freunde – aber eben nicht mehr ausreichend um den Partner. Man spricht nicht mehr von Liebe, sondern nur noch über Dinge, die den Alltag betreffen. Und auf einmal steht man fassungslos voreinander und ist sprachlos und hilflos, weil keiner weiß, wie das geschehen konnte. Man fragt sich verzweifelt: Was ist denn aus unserer Liebe geworden? Gibt es einen Grund, warum wir jetzt auf einmal nur noch nebeneinander her leben?

Ja, den gibt es. Denn leider vergessen wir über die Jahre immer wieder, dass in der gewachsenen Liebe unglaublich viel Arbeit steckt. Denn auch die wunderbarste Verliebtheit verblasst und weicht Stück für Stück dem Alltag. Nicht aus jeder Verliebtheit wächst Liebe, aber jede ausgewachsene Liebe hat als Quelle die Verliebtheit! Zu einer Beziehung, die sich auf ein längeres gemeinsames Leben orientiert, gehört viel Arbeit. Eine Partnerschaft lebt davon, dass sich beide aufeinander beziehen, konkret oder in Abwesenheit, dass sie dem Partner Raum in ihrem Leben geben, fühlend und denkend. Viele Partner verlieren sich schnell aus den Augen und aus dem Sinn. Organisatorische Dinge werden gerade noch erledigt, aber einen Abend »privat« miteinander zu verbringen, Gefühle und Gedanken auszutauschen, wird zur Rarität.

Die Liebe braucht den Bezug zum anderen. Auch konkretes Handeln muss dazukommen. Damit meine ich auch, dass man den Mut haben muss, sich Wünsche und Sehnsüchte mitzuteilen. Klar, das alles kann total falsch verstanden und als gemeine Kritik aufgefasst werden. Deshalb ist es wichtig, sich solche Dinge zu sagen, wenn beide in einer gelösten Stimmung sind. Vergessen Sie nicht, dass immer der Ton die Musik macht. Also bitte, niemals Schuldzuweisungen machen, sondern immer die Zweisamkeit in den Mittelpunkt des Gespräches rücken. Schließlich bekämpfen Sie sich ja nicht, sondern wollen gemeinsam Probleme aus der Welt schaffen. Paaren, die so leben, gelingt es auch in Zeiten eingeschliffener Routine immer wieder, sich an die überwältigende Zeit der ersten Verliebtheit zu erinnern. Sie schaffen es, sich an die Eigenschaften des Partners, die sie anfänglich so anziehend, liebenswert und umwerfend machten, zu erinnern und können lustvoll daran anknüpfen.

Deshalb jetzt mein Vorschlag: Wie wäre es gleich mit heute Abend? Erlauben Sie sich doch wieder mal eine Stunde ungestörter Ruhe, ein Glas Wein und lassen Sie mit Ihrem Mann beziehungsweise mit Ihrer Frau die Erinnerungen an Ihre erste Begegnung wieder aufleben. Jetzt ist es an der Zeit zu erzählen, was Ihren Partner damals für Sie so einzigartig machte, dass Sie sich in ihn verliebt haben.

Glauben Sie mir, das ist ein guter Anfang, das Glück in den reifen, in den späten Jahren wieder genießen zu können.

Die Partnerschaft verändert sich im Laufe der Jahre – und dadurch auch die Liebe

Dass die Liebe sich im Laufe eines Lebens verändert – ich glaube, das wissen wir alle und finden uns irgendwie damit ab. Ich glaube auch, dass wir uns alle nicht ganz bewusst darüber sind, dass es eine Beziehungschronologie gibt. Ich meine den Aufbau einer Partnerschaft bis zum verflixten siebten Jahr, wo viele Beziehungen scheitern oder wo man einfach nur noch zusammenlebt, weil es angeblich nicht anders geht. Oder man besinnt sich eines Besseren und gibt der reifen Liebe endlich die Chance, die sie braucht.

Es gibt dazu eine Beziehungschronologie vom Autor Tillmann Prüfer, die ich Ihnen nicht vorenthalten will:

Das erste Jahr: Euphorie pur!

Man hat Sex, ohne betrunken zu sein. Es scheint alles sehr einfach, weil die Endorphine dankenswerterweise für einen denken. Es gelingt IHR zu ignorieren, dass ER Shorts mit Simpsons-Motiv trägt. ER findet es dagegen nicht schlimm, dass SIE eine Brille trägt. Beide fragen sich, was bei den vorigen Beziehungen immer so schwierig war. Man kann sogar nebeneinander vor dem Spiegel stehen und sich die Zähne putzen – es ist gar nicht schlimm!

Das zweite Jahr: Die Ernüchterung

Das Paar hört auf, die Freunde und Freundinnen damit zu nerven, man habe endlich »Mrs. Right« oder »Mr. Right« gefunden – spätestens dann, wenn die Freunde sich augenrollend zurückgezogen haben. Auch die Hormone ziehen sich zurück und lassen das junge Glück allein. Die Partner müssen sich erst einmal wieder kennenlernen. Sie fragt: »Was denkst Du?« Er antwortet: »Eigentlich nichts.«

Das dritte Jahr: Die Abgrenzung

Sie sagt, dass die Simpsons-Shorts schrecklich sind und bittet ihn, das Kleidungsstück endlich in die Altkleidersammlung zu geben. Er sagt: »Wieso denn, du trägst doch auch deine Brille.« Nun fällt beiden wieder ein, was bei früheren Beziehungen so schwierig war. Sie findet, dass er netter zu ihren Freundinnen sein sollte. Er findet, dass alles irgendwie kompliziert wird.

Das vierte Jahr: die Entfremdung

Man hat nur noch Sex, wenn man betrunken ist. Die Bekannten, die früher gezwungen wurden, der Beziehung zu applaudieren, müssen nun mit Durchhalteparolen beistehen. Sie hat das Gefühl, dass er in letzter Zeit zu nett zu ihren Freundinnen ist. Er hat das Gefühl, mehr Freiheit zu brauchen – was bedeutet, mit den Freunden und Kumpels um die Häuser zu ziehen. Beide haben das Gefühl, dass die Beziehung am allerbesten vor dem Fernseher funktioniert.

Das fünfte Jahr: Wiederannäherung

Beide üben gegenseitigen Respekt, fahren gemeinsam in Urlaub und beschließen, dass es eine schöne Erfahrung gewesen ist. Wenn Freunde sich erkundigen, wie es so miteinander läuft, sagt man: »Alles bestens.« Irgendwann erkundigt sich niemand mehr – was auch daran liegt, dass man nur noch mit anderen Paaren verkehrt.

Das sechste Jahr: Die Symbiose

Es gibt fünf Anzeichen, dass man es geschafft hat: 1. Man wird nur noch im Plural angesprochen. 2. Sie nennt ihn Mausebär, er sie Honigschnute – und zwar entsetzlicherweise in aller Öffentlichkeit! 3. Sie schenkt ihm einen Schlafanzug. 4. Man erwirbt einen Sodawassersprudler. 5. Sie putzt sich die Zähne, er sitzt daneben auf der Toilette. Ganz grauenhaft – aber sie denkt: Schön, dass Mausebär jetzt im Sitzen pinkelt!

Sie fragt: »Was denkst du gerade?« Er sagt, was er gerade denkt. Wenn sich die beiden jetzt nicht wirklich trennen, dann war das alles der Todesstoß für eine Liebe, die einmal so toll angefangen hat. Und alles ist zu Ende.

Liebe und Sex im Alter

Ich will aber jetzt nicht unken, denn die Liebe in jedem Lebensalter hat Chancen. Dazu gibt es eine Umfrage des Senioren-Ratgebers, die sehr interessant ist und die absolut Mut macht:

Jeder zweite Bundesbürger ab 50 ist mit seinem Liebesleben voll und ganz zufrieden! Knapp ein Drittel, das sind 31 Prozent, der Männer und Frauen meinen, dass das Liebesleben mit dem Partner im Laufe der Zeit immer intensiver und vertrauter geworden ist.

Ältere Menschen sind aber nicht mehr so aktiv im Bett wie früher: Nur jeder achte Bundesbürger (13 Prozent) ab 50 Jahren hat nach eigener Angabe noch genauso viel Sex wie früher. Zärtlichkeiten und andere Gesten der Zuneigung werden dagegen für mehr als die Hälfte der Befragten mit den Jahren immer wichtiger!

Und das genau ist ein Punkt, der viele Menschen in große Verwirrung stürzen kann und sie sich fragen:

Ist es normal, dass auch in einer anscheinend guten Beziehung die Lust aufeinander plötzlich aufhört?

Dass die Lust im Laufe der Jahre auf der Strecke bleibt, ist nicht unnormal. Sie merken schon, mit einem klaren Ja ist die Frage also nicht zu beantworten. Schon allein deshalb, weil wir ja alle einmal richtig wild aufeinander waren. Weil wir geglaubt haben, dass eine solche Liebe und ein solches Glück ein Leben lang hält.

Aber es gibt viele Stolpersteine in einem gemeinsamen Leben, sodass die Liebe und die Lust auf der Strecke bleiben können. Denken Sie nur einmal an die Aufgaben, die wir alle zu bewältigen haben: der Job und der damit verbundene Stress, die finanziellen Sorgen, der Haushalt, die Kinder und dazu noch der Beruf. Denn viele Frauen arbeiten, müssen dazuverdienen, damit der Lebensstandard irgendwie gehalten werden kann. Dann kommt es zu den gefürchteten Abnutzungserscheinungen, weil man eben zu müde ist, um noch liebevolle Aktivitäten in die Tat umzusetzen. Dazu kommen die Gewohnheiten, man kennt sich im Laufe der Jahre so gut, dass man glaubt, über die Liebe und über die Lust nicht mehr reden zu müssen. Falsch gedacht – gerade in solchen Situationen ist es wichtig, sich zu sagen, was man alles vermisst.

Der Kreis schließt sich, weil man keinen Mut mehr hat und glaubt, den anderen gefühlsmäßig nicht mehr erreichen zu können.

Auch Ängste und Hemmungen spielen eine ganz große Rolle. Man will sich selbst nicht eingestehen, dass man älter geworden und deshalb nicht mehr so leistungsstark ist.

Vergessen dürfen wir auch nicht die gesundheitlichen Probleme, die im Alter auftreten können! Und die wir lieber verschweigen, als sie ehrlich zuzugeben. Das geht von den körperlichen Beschwerden von uns Frauen im Klimakterium bis hin zu Erektionsstörungen und Impotenz bei Männern. (Die bekannterweise sowieso erst zum Arzt gehen und sich helfen lassen, wenn es nicht anders geht.) Das Ende vom Lied ist dann: Ein Paar, das viele Jahre wirklich glücklich gewesen ist, hat auf einmal keine Lust mehr aufeinander. Das Schlimme daran ist, dass beide jetzt richtig Angst vor dem sexuellen Versagen bekommen, weil sie erstens aus der Übung sind und zweitens zudem noch glauben, dass die sexuelle Lust im reifen Alter sowieso nicht mehr vorhanden ist und es sich eh nicht gehört.

Aber das stimmt nicht. Sex ist keine Frage des Alters. Und dass sich das alles nicht mehr gehört, ist Blödsinn! Viele Studien und Aussagen von Prominenten beweisen das.

Können Sie sich noch an den Fernsehfilm *Mathilde liebt* erinnern? Ich schon, ich habe ihn gleich zweimal gesehen! Die Schauspielerin Christiane Hörbiger spielte eine unverhüllte Sexszene und die Aufregung war groß. Statt mit Nordic-Walking-Stöcken durch die Gegend zu laufen oder zu stricken, bekommt sie im Film einen Orgasmus nach dem anderen. Die 68-Jährige hat mit der weitverbreiteten Vorstellung aufgeräumt, dass ältere Menschen keinen Spaß mehr im Bett haben. »Frauen sollen nicht glauben, dass mit 60 das erotische Leben zu Ende ist!«, sagte sie in einem *Bild*-Zeitungsinterview. Ihr Lebensgefährte Gerhard Tötschinger (60) unterstützt sie: »Für eine Frau wie Christiane lasse ich drei 20-Jährige stehen.«

Liebe und Sex im Alter – zwei Dinge, die sich offenbar ganz und gar nicht ausschließen. Erforscht ist das schon länger. Die Autoren Corinna Langwieser und Peter Wippermann haben für ihr Buch *Länger leben, länger lieben* Studien ausgewertet und mit Experten gesprochen, um herauszufinden, wie das denn nun genau ist – mit dem Sex und dem Älterwerden und der verloren gegangenen Lust. Ihr Fazit: »Der Sex der Alten ist mindestens so variantenreich wie der der Jüngeren.« Und: »Das Interesse an der körperlichen Liebe hat sogar herzlich wenig mit dem Alter zu tun. Vielmehr gilt, wer Zeit seines Lebens viel Spaß am Sex hatte, verliert diesen auch mit den Jahren nicht. Wer dem Ganzen hingegen immer schon recht wenig abgewinnen konnte, der wird auch im Alter nur selten zum Sex-Maniac.«

Sex ist demnach keine Alters-, sondern eher eine Typfrage. Die Lebens- und Liebeswelt der Best Ager, also der Generation 50plus, zu untersuchen, liegt momentan im Trend. Denn die Wirtschaft hat erkannt, dass dies die attraktivste Zielgruppe ist. Die Best Ager, die gar nicht so genannt werden wollen, sondern sich nur gut fühlen wollen, möchten nämlich reisen, shoppen und lieben!

Zum ersten Mal ist eine Verschiebung des idealen Lebensalters zu erkennen. Laut BAT-Zukunftsstudie löst das mittlere Lebensalter vom 25. bis zum 49. Lebensjahr die Jugendzeit zusehends ab. Jeder vierte Bundesbürger (26 Prozent der 2 000 Befragten) denkt bei der »schönsten Lebensphase« an das Erwachsenenalter, nur 9 Prozent an die Jugendzeit. Die Trendforscher Langwieser und Wippermann stellten ebenfalls fest: »Die 50-Jährigen sind die neuen 35-Jährigen!« Und: »Man kann 30 Jahre lang wie 40 aussehen!« Die Menschen 50plus sind eigenverantwortlich, kümmern sich um ihr Aussehen und den Erhalt ihrer körperlichen und geistigen Fitness.

Interessant ist, dass auf das neue Lebensgefühl, das im Buch *Silver Sex* beschrieben wird, die Industrie prompt reagiert hat: So hat ein Kosmetikkonzern seine ganze Aufmerksamkeit dem Dekolleté der Frau ab 50 gewidmet und auf seine Fahnen geschrieben: »Feminität und Eleganz kennen kein Alter.« Das entspricht den heutigen Älteren mehr als das Quietschen von Gesundheitslatschen. Der ewige Sunnyboy Peter Kraus (68) beschrieb in *Bunte* Sex im Alter als »vielleicht weniger aufregend«. Die knisternde Erotik im Herbst des Lebens sei aber viel spannender. Die Schauspielerin Ruth Maria Kubitschek (76) sagte gegenüber der *Super Illu*, dass die körperliche Liebe nicht weniger wichtig werde. »Ganz im Gegenteil, Berührungen gewinnen sogar an Bedeutung. Die Zärtlichkeit spielt eine viel größere Rolle.«

Damit hat sie recht. Und wissen Sie, was ich Ihnen dazu noch sagen kann? Je älter eine Frau wird, desto besser kennt sie ihre Bedürfnisse, ihre Wünsche und ihr Verlangen – und kann deshalb mehr einfordern. Warum sollen wir nur wegen der paar Falten – die übrigens jeder Mensch bekommt – keinen Spaß mehr am Sex und keine Freude an der Liebe haben? Deshalb versuchen Sie ruhig, Ihre »eingeschlafene« Liebe wieder zu wecken. Wenn Ihr Partner jetzt Hemmungen oder Ängste hat, etwas dagegen zu unternehmen, dann machen Sie es! Sie wissen doch genau, was Sie wollen. Schließlich haben Sie doch genug Erfahrungen gesammelt, um selbstbewusst das Glück der späten Jahre zu genießen – und das in vollen Zügen!

3

Die späte Liebe nach der ersten großen Liebe

Wenn man im Rausch der ersten ganz großen Liebe lebt, dann kann sich kein einziger Mensch vorstellen, dass das alles einmal nicht mehr sein wird. Ganz einfach deshalb, weil das Leben manchmal seltsame Wege geht und nach der großen Liebe eine große Enttäuschung folgt. Mit einem Wort: Es folgt die Trennung! Es bricht die Welt zusammen, die man sich gemeinsam über viele Jahre aufgebaut hat.

Wenn die erste Liebe endet

Es kommt zum totalen Zusammenbruch, man fällt in ein tiefes Loch, zweifelt an sich und an dem, was man über die Jahre für den Mann, für die Familie alles getan hat. War das wirklich alles grundverkehrt? Nein, ganz bestimmt nicht – aber die Jahre haben die Beziehung zermürbt und keiner von beiden hat rechtzeitig den Mut gefunden, etwas dagegen zu tun. Was hätte ich denn auch tun können – werden Sie jetzt vielleicht fragen? Wo nur noch Hass auflodert, da gibt es nichts mehr zu besprechen. Eines allerdings stimmt, wenn es zur Trennung kommt, dann hat niemals nur einer Schuld daran. Aber was nutzt das, wenn es geschehen ist? Gar nichts. Nach einer Trennung muss klar Schiff gemacht werden. Jetzt muss man versuchen, das Leben, das man nun allein führt, wieder in die richtigen Bahnen zu lenken. Ich weiß, es ist sehr schwer, denn man wird mit der Vergangenheit nicht fertig. Eine Frau ist gedemütigt und verletzt – ganz besonders dann, wenn sich der Mann einer jüngeren Frau zuwendet. Sie schwört sich, nie wieder einem anderen Menschen zu vertrauen, weil sie eben doch nur ausgenutzt wird. Misstrauen ist jetzt das Gefühl, das alle anderen Gefühle überlagert.

Nur eines muss eine Frau in einer solchen Situation wissen: So darf das nicht bleiben! Denn was ist, wenn Sie sich wieder verlieben? Sagen Sie jetzt nicht: »Nein danke, das will ich alles nicht mehr!«

Die Liebe wird wieder kommen – nur muss ein Mensch dazu auch frei und bereit sein.

Eine Freundin von mir ist nach 30 Jahren Ehe, die vermeintlich so perfekt war, geschieden worden. Wahrscheinlich war alles *zu* perfekt, denn sie hat nicht bemerkt, dass der Mann schon jahrelang eine Geliebte hatte. Für meine Freundin war das schrecklich – sie hat aber erstaunlicherweise nicht sehr lange gelitten unter dem Trennungsschmerz. Sie ist auf die Piste und hat sich nach einem neuen Partner umgesehen. Das allerdings geriet zur Katastrophe! Erstens waren ihr alle Männer nicht gut genug und zweitens hat sie permanent an allem gezweifelt. Nach dem Motto: »Ob er mich wirklich liebt? Oder betrügt er mich ebenfalls? Sucht er möglicherweise nur ein Nest, in dem er sich breit machen kann?«

Wissen Sie, es ist falsch, von einer gescheiterten Beziehung in die nächste zu springen. Klar, allein sein ist jetzt nicht wirklich das Gelbe vom Ei, es hilft aber dabei, die Vergangenheit aufzuarbeiten. Wichtig sind jetzt viele Gespräche mit Freunden, wichtig ist natürlich auch, dass eine Frau dann aus ihren vier Wänden rausgeht und nicht zu Hause versauert. Am Wichtigsten ist aber, dass sie einem neuen Mann in ihrem Leben eine faire Chance gibt. Denn glauben Sie mir, nicht alle Männer sind gleich und betrügen und belügen ihre Frauen.

Ein ganz großer Hemmschuh für eine neue Liebe ist auch, wenn der Expartner nicht wirklich loslässt. Wenn er ein ständiger »Freund« der Familie ist. Zum Beispiel dann, wenn Kinder aus der geschiedenen Beziehung da sind. Sicherlich hat der Vater hat ein Recht, die Kinder zu sehen, und Kinder brauchen ja auch einen Vater. Und sie können nichts dafür, dass sich die Eltern nicht mehr vertragen haben. Ich meine aber, dass eine Frau für eine neue Liebe total blockiert ist, wenn der Exmann so präsent ist. Deshalb müssen hier klare Absprachen getroffen werden. Und auch Zeiten vereinbart werden, zu denen man sich trifft. Einfach unangemeldet auftauchen und dann wieder abtauchen, das geht überhaupt nicht. Denn unter diesen Umständen wird eine Frau den Trennungsschmerz nicht verarbeiten können und hängt immer an der Vergangenheit.

Es ist übrigens richtig und absolut normal, dass ein Mensch sich seinem Trennungsschmerz hingibt, dass er leidet. Das alles ist ein sehr heilsamer Prozess. Irgendwann kann man sich dann Neuem öffnen und ein neues Leben beginnen, das viele Überraschungen bereithält. Jetzt ist es Zeit, sich neu zu orientieren. Eine Frau muss den Mut haben, sich auf eine neue Liebe einzulassen – es kann durchaus funktionieren und sie vergisst dann auch die Demütigungen, die sie erfahren musste.

Bei allen Gefühlsverwirrungen, die eine Frau durchmacht, wenn die Beziehung als gescheitert gilt, darf man die Angst der Frauen – besonders der Frauen in den mittleren Jahren – nicht vergessen.

Ich nehme als Beispiel den niedersächsischen Ministerpräsidenten, den Strahlemann Christian Wulff (48), der sich von seiner Frau

Christiane getrennt hat und seine attraktive, 13 Jahre jüngere Lebensgefährtin Bettina Körner inzwischen geheiratet hat. Das Baby ist auch schon da! Ein Schlag ins Gesicht der Ehefrau, die so klug war, sich öffentlich nicht detailliert zum Thema zu äußern. Hätte ihr ja auch überhaupt nichts gebracht!

Zweitfamilien wie die von Christian Wulff sind übrigens im Trend. Meist sind es Männer, die solch einen Neuanfang wagen. Sie lassen die Exfrauen zurück, die – das ist die biologische Ungerechtigkeit – nach langer Ehe aus Altersgründen meist keine neue Familie mehr gründen können. Derzeit geht es für diese Frauen aber nicht nur um verletzte Gefühle. Es geht um ihre Existenz!

Das neue Unterhaltsrecht

Grund ist die Reform des Unterhaltsrechts. Frauen, die sich auf die Ehe als Versorgungsinstanz verlassen hatten, werden durch das neue Gesetz mit einer harten Realität konfrontiert: »Nach der Scheidung obliegt es jedem Ehegatten, selbst für seinen Unterhalt zu sorgen«, heißt der Grundsatz im neu gefassten Paragrafen 1569 des Bürgerlichen Gesetzbuchs. Die schlichte Wahrheit ist: Als finanzielle Lebensversicherung hat die Ehe ausgedient.

Er macht Karriere, sie kümmert sich um die Kinder – so war das früher die Regel, so ist es heute noch in vielen Familien: Vier von zehn Müttern minderjähriger Kinder sind nicht berufstätig.

Ging eine Ehe in die Brüche, so hatten diese Frauen bislang Anrecht auf Versorgung und mussten keine Verschlechterung des Lebensstandards befürchten. »Einmal Chefarztgattin – immer Chefarztgattin«, so hat es im Jargon der Familienrechtsexperten geheißen.

Nun aber gilt der Lebensstandard während der Ehe nicht mehr als Berechnungskriterium beim Unterhalt. Stattdessen zählt das Niveau, das Ehefrauen genossen hätten, wenn sie weiter in ihrem Beruf geblieben wären. Das gilt rückwirkend auch für bereits geschiedene Ehen, bei denen unter bestimmten Voraussetzungen »nachgebessert« werden darf.

Die Reform des Unterhaltsrechts gibt Kindern den Vorzug vor Expartnern. Und alle Kinder sind gleichgestellt. Darüber freuen sich nun die Männer mit einer Zweitfamilie. Denn, und dies ist laut Rechtsexperten die Regel: Oft reichen ihre Einkünfte nicht aus, um alle Kinder aus der ersten Ehe, die Ex, die neue Gefährtin und die neuen Kinder – zu ernähren.

Doch ganz werden sich die meisten Männer den Zahlungen an die erste Frau nicht entziehen können, insbesondere nach Ehen »von langer Dauer«, das heißt von mindestens 15 Jahren. Zwar haben auch in solchen Fällen die Ansprüche von Kindern aus neuen Partnerschaften Vorrang. Doch ist das für die geschiedene Ehefrau nur dann von Nachteil, wenn das zu verteilende Geld zu knapp ist.

Die Umsetzung der neuen Reform erläutert der Münchner Scheidungsanwalt Hermann Messmer am Beispiel Christan Wulff: »Sie wird zumindest nach einer gewissen Übergangszeit angehalten werden, einen Beruf auszuüben.« Weil die studierte Juristin nach der Geburt ihrer Tochter nie berufstätig war, dürfte sie aber nicht genug verdienen, um ihren früheren Lebensstandard zu halten. Dazu Hermann Messmer: »Wulff wird ihr einen Unterhalt zahlen müssen, der diese Differenz ausgleicht.« Möglich ist allerdings, dass er nicht lebenslang zahlen muss: Eventuell überweist er in ein paar Jahren nur die Differenz zwischen den Einkünften seiner Exfrau und dem Betrag, den sie – fiktiv angenommen – verdient hätte, wenn sie nie der Familie wegen beruflich pausiert und sich stattdessen etwa auf eine Laufbahn als Anwältin konzentriert hätte.

Ob und wann diese Reduzierung der Unterhaltszahlung eintritt, ist unklar: Noch gibt es kaum richterliche Beschlüsse, an denen Anwälte sich orientieren können – was Betroffene zusätzlich verunsichert. Unklar ist auch, ab wann eine Verbindung als »lange Ehe« gilt. Experten mutmaßen, dass dies nicht erst nach 15 Jahren Ehe, sondern nach acht Jahren der Fall sein könnte. Besonders dann, wenn die Ehepartner gemeinsam beschlossen haben, dass die Frau die tradierte Rolle annimmt und die Kinder erzieht. Dann genießt die Frau einen sogenannten »Vertrauensschutz«. Wie lange der wirkt, ist aber ebenfalls offen.

Klar ist dagegen: Geschiedene Mütter müssen nun ab dem dritten Geburtstag ihres jüngsten Kindes – und nicht wie bisher ab dem achten – zumindest in Teilzeit arbeiten. Eine Vollzeitbeschäftigung gilt für sie als zumutbar, wenn das Kind acht – und nicht wie früher – 15 Jahre als ist.

So sieht es also heute aus, wenn man den Schritt »Scheidung« wagt. Auf jeden Fall ist es sehr wichtig, dass sich eine Frau vernünftig und gut beraten lässt, damit sie nicht hinterher als kompletter Dummkopf aus der Wäsche schaut!

Da die ganze Scheidungsarie hoch kompliziert ist, wird darüber natürlich von keinem, der seine Frau wegen einer anderen verlassen hat, offen gesprochen. Da bleibt man dann doch lieber bei den Gefühlen, die so super sind wie noch niemals vorher. Man zeigt sich mit dem neuen Glück und verkündet der Welt stolz: »Mit dieser Frau will ich mein Leben verbringen.«

Promis und die Neue – für immer

Ich nehme als Beispiel den Moderator Oliver Geissen (38), der sich von seiner derzeitigen Ehefrau Ulrike (35) getrennt hat. Seine neue, ganz große Liebe heißt Christina Plate (42). Sie ist eine sehr erfahrene und sehr erotische Frau, die gern die Nacht zum Tage macht, die ohne Punkt und Komma redet und deren Lachen ansteckend ist. Mit einem Wort, sie ist genau das, was Olli wahrscheinlich gesucht hat, das Kontrastprogramm zur eher bodenständigen Noch-Ehefrau Ulrike, die er schon seit der Schulzeit kennt und mit der er zwei Söhne hat.

Als das Verhältnis durchsickerte, dachten viele zuerst: Na ja! Der biedere Olli will es jetzt mal richtig krachen lassen und mit Tina eine knisternde Liebesbeziehung leben – nach dem Motto: »Zusammen leben schon, aber bitte nicht noch einmal das volle Familienprogramm!«

Aber wie das mit der Liebe so ist, so ist natürlich auch hier alles ganz anders gekommen: Die gemeinsame Wohnung ist bezogen, das Wunschbaby ist unterwegs und beide schweben – wie könnte es auch anders sein – auf rosaroten Wolken. Und sie verkünden der staunenden Öffentlichkeit: Wir wollen für immer zusammenbleiben! Na ja! Das hat er ja schon einmal gesagt – zu seiner Frau Ulrike.

Ich versuche immer nachzuvollziehen, was in dem verlassenen Partner vorgeht, in der »abgelegten« Ehefrau. Sicherlich ist es richtig, wenn es heißt, dass in der bestehenden Beziehung bereits ein Riss ist, wenn einer sich anderweitig orientiert. Aber trotzdem: Sie liest die euphorischen Liebesbeteuerungen des verlorenen Ehemannes, sie sieht Bilder voller Liebe und Hingabe und sie erfährt natürlich, dass das Baby unterwegs ist. Das ist sicherlich sehr deprimierend. Denn genau all das hatte sie mit ihrem Mann auch einmal durchlebt. In diesem Fall ist allerdings einiges anders, denn auch Ulrike hat einen neuen Mann in ihrem Leben und startet mit ihm neu durch.

Was jetzt noch fehlt zum absoluten Glück ist – ganz klar – die Scheidung!

Olli Geissen ist aber nicht der einzige Promi, der sich neu orientiert hat: Der Ex-Nationalspieler Lothar Matthäus (46) hat sich nach vier Jahren Ehe von seiner dritten Frau Marijana (36) getrennt. Viel Zeit, um das Liebes-Aus zu verarbeiten, brauchte er nicht: Seine Neue, das Model Liliana, ist gerade 20 – ein Jahr jünger als seine Tochter Alisa aus seiner ersten Ehe!

Auch die Moderatorin und Sängerin Barbara Schöneberger und ihr Verlobter Mathias Krahl haben sich getrennt. Obwohl sie doch beide von der ganz großen, ganz besonderen Liebe geschwärmt haben.

Einen Gefühlsgau der besonderen Art erlebte die Traumhochzeiterin Linda de Mol (43). Sie verlor den Vater ihrer beiden Kinder, Regisseur Sander Vahle (41) an ihre allerbeste Freundin. Ich finde es traurig, dass eine »liebste Freundin« ihr den Mann ausgespannt hat!

Ich frage mich allerdings ernsthaft, warum prominente Paare sich immer wieder trennen und vor der Öffentlichkeit bis ins kleinste Detail ihr Gefühlsleben ausbreiten, ohne an den verlassenen Partner zu denken, an die Demütigungen und Verletzungen, die er oder sie jetzt hinnehmen muss.

Muss das so sein, um die Karriereleiter weiter nach oben zu klettern, um sich ein paar Cent dazuzuverdienen, wenn man in Talkshows auftritt? Oder gehört es zum Zeitgeist, dass partnerschaftliche Treue nichts mehr gilt?

Die Münchner Psychotherapie-Professorin Anna Schoch sieht das so: »Die häufigen Trennungen bei prominenten Paaren hat mit dem Zeitgeist zu tun. Prominente leben gern etwas lockerer. Treue ist für sie kein Wert mehr, der gelebt wird. Und wenn es mit dem einen oder der einen nicht mehr klappt, dann zieht man halt weiter.« Und das Interessante an solchen Geschichten ist, wenn das eine Paar sich outet, dann ziehen andere gleich nach. In der Hoffnung, dass ihr Liebes-Aus in der Menge dann nicht mehr so auffällt und sie sich vor Erklärungen drücken können.

Früher jedenfalls waren Scheidungen oder Trennungen in Promi-Kreisen, besonders in Politik und Wirtschaft eher ein Tabu. Heute gehört es fast zum guten Ton, sich alle Augenblicke öffentlich neu zu ent- oder verlieben. Ohne Rücksicht auf Verluste!

Altersunterschied – ist doch kein Thema mehr!

Dass Frauen sich oft und gern in einen älteren Mann verlieben, das ist nun überhaupt nichts Neues. Und es hieß ja auch immer, dass der Mann älter sein sollte als die Frau. Es galt: Er hat die Lebenserfahrung, hat auch schon Karriere gemacht und kann seine Frau beschützen – vor allem aber unterstützen. Denn sie sollte sich ja ausschließlich um das Heim und die Kinder kümmern. Wenn sich dann der Herr Gemahl nach einer jüngeren Gespielin umgesehen hat und auch fündig wurde, dann war das bestenfalls ein Kavaliersdelikt und kein Ehebruch. Denn einem Mann »steht so etwas ja zu«. Und bitte nicht zu vergessen: Wenn ein Mann sich vor seinem eigenen Alter fürchtet, dann sucht er sich etwas Junges. Aber – ich wiederhole es noch einmal: Dazu gehören natürlich auch die Frauen, die ältere Männer bevorzugen. Eben weil diese in ihrem Leben schon etwas erlebt und auch erreicht haben.

Es gibt aber inzwischen immer mehr Frauen, die mit einem deutlich jüngeren Mann zusammenleben. Und diese Tatsache wiederum verändert den Blick auf das Thema Jugendwahn.

Ein gutes Beispiel ist die Schauspielerin Hannelore Hoger (62). Als ihr Herzflimmern begann, war sie 57 und er 32. Aber nicht im Traum ist ihr eingefallen, dass sie seine Mutter hätte sein können. »Er konnte Klavier spielen, das konnten die anderen nicht«, sagte sie über den magischen Moment, als sie sich in den 25 Jahre jüngeren Siegfried Gerlich verliebte.

Um der Wahrheit die Ehre zu geben, er hat sie verlassen – um eine Familie zu gründen – mit einer jüngeren Frau. So etwas hinterlässt tiefe Narben auf der Seele einer Frau, vor allem dann, wenn man nicht auf einen Absturz dieser Art gefasst ist. Und genau das sollte eine Frau sein! Denn der Wunsch eines jungen Mannes nach einer Familie ist nur allzu legitim.

Trotzdem – die Lust der Frauen am jungen Mann liegt im Trend. Die Zahlen sprechen für sich: Bei jeder zweiten Heirat in Deutschland ist der Bräutigam mittlerweise jünger als die Braut – vor 30 Jahren waren nur 30 Prozent der Frauen älter, bei jeder dritten beträgt der Altersunterschied mehr als fünf Jahre. Und bei den 40-Jährigen »traut« sich jede Zweite mit einem jüngeren Mann.

Der neue Trend, da sind sich die Psychologen einig, ist ein Zeichen für das wachsende weibliche Selbstbewusstsein. »Jüngere Männer sind flexibler, lassen sich auch mal was sagen – im Bett und auch sonst«, sagt die Autorin Caroline Rusch (49). Die Augsburgerin ist seit 13 Jahren mit einem 13 Jahre jüngeren Mann glücklich und hat den Ratgeber *Wenn er jünger ist* (mvgVerlag) geschrieben.

Die 49-jährige britische Star-Kolumnistin Julie Burchill sagte 2004 nach ihrer Hochzeit mit einem 13 Jahre jüngeren Mann: »Zeigen Sie mir eine alte Mieze, verheiratet mit einem jungen Mann, und ich zeige Ihnen jemanden, der nie Kopfschmerzen kriegt.« Euphorisch schrieb sie in der *Times*: »Ältere Frauen halten junge Männer jung. Jüngere Frauen, je liebreizender sie sind, lassen ältere Männer noch älter aussehen. Vielleicht ist es bloß die Rache für all die Jahre, in denen Männer mit Frauen ausgehen konnten, die gar nicht jung genug sein konnten, während Frauen mit einem nur drei Jahre jüngeren Mann an ihrer Seite als Kindsräuberinnen galten.«

Man kann das alles auslegen, wie man will. Sicher ist, der öffentlich mit Skepsis beäugte Altersunterschied spielt bei den Paaren meist eine untergeordnete Rolle.

»Mir ist Lisas Alter egal«, wird Peter Knirsch (35) seit 2003 der Mann im Leben der Kabarettistin Lisa Fitz (56) in *Bunte* zitiert. »Ich habe eine Ehe hinter mir und weiß, dass eine gleichaltrige Partnerin kein Garant für eine funktionierende Beziehung ist.«

Ich finde, er hat eine ganz große Wahrheit sehr gelassen ausgesprochen. Eine Garantie für lebenslanges, gemeinsames Glück gibt es eben nicht. Und wenn das Glück zerbrochen ist, dann muss man zusehen, dass man sich neu findet und neu orientiert – egal in welche Richtung!

Spätes Glück nicht ausgeschlossen!

Das Schöne im Leben ist, dass man alles tun kann, was Spaß und Freude bringt – egal wie alt man ist. Seltsam finde ich es allerdings, dass plötzlich dann von Beschränkungen die Rede ist und von Tabus, die nicht so einfach gebrochen werden können, wenn es um die Liebe geht.

Menschen in den reiferen Jahren haben Hemmungen, ihre Liebe zu zeigen, sie haben Angst davor, sich zu verlieben, weil sie glauben, sich lächerlich zu machen – oder wieder einmal ausgenutzt oder verletzt zu werden. Wenn es dann doch passiert, dann trauen sie sich nicht, an die große Liebe zu glauben. Wenn dann andere auch noch von einer »Blitz-Liebe« sprechen, die so einschlägt wie in ganz jungen Jahren, dann weisen sie das empört zurück! Schließlich sind sie alt und erfahren und haben schon ein ganzes Leben gelebt und viel erlebt. Ich finde, dass es nicht sein darf, dass so mit der Liebe umgegangen wird, wenn man ein bisschen älter ist!

Hugo L. (65) hat mir von seinem Problem erzählt: »Kann ich denn als Mann meiner großen Liebe sagen – sie ist übrigens 63, die ich seit einem guten Jahr kenne –, dass ich gern mit ihr zusammenleben möchte? Ich habe Angst davor, sie darum zu bitten. Vielleicht glaubt sie, dass es in unserem Alter keine solche Liebe mehr geben kann.«

Da ist sie wieder, diese bange Frage, und hier ist meine Antwort:

Für die Liebe gibt es keine Altersgrenze! Sie trifft uns, wenn wir jung sind, und sie trifft uns auch, wenn wir älter geworden sind.

An unserem Verhalten ändert sich übrigens auch nichts: Wir flirten, sind glücklich, haben Schmetterlinge im Bauch und die rosarote Brille auf der Nase. Eines ist allerdings anders geworden: Wir sind vorsichtiger geworden, wollen keine Enttäuschungen mehr. Dabei ist diese Sorge gar nicht nötig! Es ist doch wunderbar, wenn ein Mann mit 65 sagen kann, dass er seine große Liebe gefunden hat! Ich glaube auch, dass eine Frau in den reiferen Jahren glücklich darüber ist, geliebt zu werden, und deshalb diese auch Liebe annimmt.

Es gibt aber ein paar Regeln, an die man sich halten sollte, damit es kein böses Erwachen gibt.

Damit die reife Liebe klappt:

Mann und Frau müssen sich darüber im Klaren sein, dass beide ein Vorleben haben, das möglicherweise auch belastend sein kann.
Sie müssen sich eingestehen, dass es mit der Lust und der Leidenschaft nicht mehr so flott funktioniert wie früher.
In den reiferen Jahren müssen beide Geduld aufbringen und abwarten können, wie sich das Glück entwickelt.
Wichtig ist, sein Bedürfnis nach Zärtlichkeiten auszuleben, sich gegenseitig seine Wünsche und Träume zu erzählen, aber auch genauso ehrlich zu sagen, wenn man sich einmal allein zurückziehen möchte.
Es ist falsch, wenn ein Mann darauf Wert legt, gleich mit Sack und Pack in eine gemeinsame Wohnung zu ziehen. Das vermittelt der Frau den Eindruck, dass es ihm weniger um die Liebe als um eine Rundumversorgung geht!
Wer also in den reiferen Jahren die große Liebe findet, sollte sie ganz festhalten und darüber sehr glücklich sein. Alles andere findet sich von allein.

Die Schauspielerin Grit Boettcher, sie ist gerade 70 Jahre alt geworden, hat sich 1986 von ihrem damaligen Lebensgefährten getrennt, weil er sie immer wieder betrogen hatte. Sie selbst hatte danach erst einmal die Nase voll von Zweisamkeit! Jetzt hat sie aber verraten: »Ich bin wieder offen für eine neue Liebe. Jetzt würde ich mich freuen, wenn ich anstatt ›Ich genieße mein Leben‹ sagen könnte: ›Wir genießen das‹«. Und damit hat sie wirklich recht. Denn ein Leben zu zweit, ein spätes Glück oder eine reife Liebe – wie immer Sie das jetzt nennen wollen – macht unwahrscheinlich viel Freude und hält jung und fit! Und nicht zu vergessen – die Liebe – und damit meine ich jetzt nicht unbedingt Sex – macht uns auch schön!

Wer allein ist, dem fehlt was

Genau zu diesem Thema hat die Online-Partnervermittlung ElitePartner.de gerade eine neue Umfrage herausgegeben. Befragt wurden dazu 4 500 Männer und Frauen. Und das sind die Top 5 von den Dingen, die Singles am meisten vermissen:

1. In den Arm genommen werden (94 Prozent)
2. Sex und Zärtlichkeiten (91 Prozent)
3. Den Alltag mit jemandem teilen (80 Prozent)
4. Nebeneinander einschlafen (78 Prozent)
5. Komplimente, Bestätigung durch den Partner (68 Prozent)

»Eine Umarmung ist in gewisser Hinsicht emotional bedeutungsvoller als Sex«, sagt die Diplompsychologin Lisa Fischbach von ElitePartner.de. »Sie vermittelt das Gefühl von Vertrauen und Geborgenheit. Diese Empfindungen sind fast ausschließlich in einer festen Partnerschaft erlebbar. Bei einem Single bleiben sie unbefriedigt. In unserer Gesellschaft sind wir sehr distanziert, wir berühren einander selten. Menschen ohne einen Partner haben deshalb kaum Gelegenheit für Körperlichkeiten freundschaftlicher Natur. Dabei wirkt sich regelmäßiger Körperkontakt positiv auf unser psychisches Befinden aus.«

Als mein Vater vor 25 Jahren starb, habe ich sehr viele Stunden damit verbracht, mit meiner Mutter über ihr neues Leben, wie sie es immer nannte, zu reden. Mich selbst hat damals irgendwie seltsam berührt, dass sie immer wieder auf das Thema Zärtlichkeit oder auf das Thema Komplimente und Fürsorge kam. Ich konnte das irgendwie nicht verstehen, war meine Mutter damals doch schon fast 75! Und mir war es irgendwie peinlich, mir das anzuhören oder gar mit ihr darüber zu sprechen! Aber sie hat gesagt: »Weißt du Erika, was mir am meisten fehlt, ist, dass mir mal jemand sagt, dass er mich lieb hat, dass ich heute ganz besonders schön aussehe, dass mir jemand über die Hand streichelt oder mir ein Küsschen gibt.«

Sie hat sich übrigens nie mehr in jemanden verliebt oder irgendeinen anderen Mann für sich akzeptiert. Sie ist den Rest ihres Lebens nur noch unglücklich gewesen und traurig.

Es stimmt also, dass Frauen und Männer jeden Alters Nähe und Zuwendung brauchen. Und wenn es funktioniert, auch ihre Sexualität ausleben!

Der Schriftsteller Martin Walser (80) schreibt in seinem Roman *Ein liebender Mann* von der Liebe des alternden Dichters Goethe zur blutjungen 19-jährigen Ulrike von Levetzow. Ein unglaublich schönes Buch und ein absolutes Muss für alle Verliebten, egal wie alt sie sind.

Der Schriftsteller hat Dana Horáková für die BILD-Zeitung zu diesem Thema ein erstaunliches Interview gegeben.

Auf die Frage, wieso sich alte Männer in junge Mädchen verlieben, sagte er: »Alte Männer verlieben sich. Also auch in das, was man ›junge Mädchen‹ nennt. Erwähnenswert wäre das nur, wenn sie sich NUR in junge Mädchen verliebten. Das ist wohl kaum der Fall. Der Fall ist: So lange man lebt, verliebt man sich. Nicht jedes Sich-Verlieben führt zu einer Liebe. So wie nicht jede Verstauchung ein Beinbruch ist.«

Wenn sich aber eine alte Frau in einen jüngeren Mann verliebt, wird sie als unwürdige Greisin abgestempelt. Ist das denn gerecht? Dazu Martin Walser: »Soweit ich Zeuge solcher Verhältnisse geworden bin, war die ältere Frau nie ›unwürdig‹, sondern immer bewunderungswürdig.« Und auf die Frage, ob Sex für ältere Männer eine andere Bedeutung als für junge hat, antwortet er: »Es könnte sein, dass die Bedeutung zunimmt.«

Über die Veränderungen der Liebe sagt Walser: »Auf jeden Fall ist Liebe nicht zweimal dasselbe Gefühl. Wenn es Liebe ist, ist es jedes Mal ganz anders. In meinem Roman *Der Augenblick der Liebe* sagt ein Mann zu einer Frau: ›Ich liebe dich wieder einmal – wie noch nie‹«.

Das heißt nichts anderes, als dass man sich sehr wohl verlieben kann, wenn man älter geworden ist. Und es heißt auch, dass in einer bestehenden Partnerschaft sich die Liebe immer wieder verändert, aber nie vorübergeht! Das ist etwas, was sehr beruhigend ist und auch großen Mut macht, Gefühle und Liebe zuzulassen.

Zugelassen hat diese Liebe die Kölner Charity-Lady Charlotte Feidt, die sich jetzt mit ihren unglaublichen 85 Jahren verlobt hat. Geheimnisvoll lächelnd erzählt sie, dass es schon beim Tanz in den Mai gefunkt hat und dass sie mit eben diesem Mann die ganze Zeit getanzt hat. Der Herzensmann feierte gerade seinen 86. Geburtstag. Beide sind verwitwet, kennen sich aber seit Jahrzehnten und genießen jetzt ihr gemeinsames Glück. Auf die Frage, wann denn aus einem leisen Liebesknistern ein Knattern wurde, sagt er schmunzelnd: »Geknistert hat es ja immer, aber irgendwann hat eben der Blitz eingeschlagen.« Wichtig für beide ist, dass sie denselben sozialen Status, dieselben Interessen haben. Und dass sich beide immer wieder sozial engagieren. Aber sie sagen auch: »Man muss immer tun, was man kann.«

Das sehe ich auch so und übrigens: Der schönste Preis ist eben doch die Liebe!

Als Altkanzler Helmut Kohl die 34 Jahre jüngere und langjährige Lebensgefährtin Maike Richter geheiratet hat, haben sich viele unheimlich darüber aufgeregt! Die einen sagten, das könne er doch nicht machen. Er habe doch angeblich seine Frau Hannelore, die nach langer und schwerer Krankheit selbst aus dem Leben geschieden ist, so sehr geliebt und jetzt das!

Ganz ehrlich: Was soll das? Warum sollte Helmut Kohl nicht das späte Glück erleben und zulassen? Die anderen fragten sich: Will sie den Mann oder das, wofür er steht? Es wurden Vorwürfe laut, wie geschmacklos es sei, dass Frau Richter Anzüge und Accessoires von Hannelore Kohl trägt! Wen bitte geht das denn etwas an? Das ist etwas, was zwei Menschen unter sich ausmachen sollten.

Auch wenn der Bräutigam Kohl von »einer der glücklichsten Stunden meines Lebens« sprach, hatte die Hochzeitsgesellschaft doch vor allem die deprimierende Anmutung: Es war sein letztes Aufgebot! Kohls Söhne Peter und Walter waren zu der Zeremonie nicht erschienen – ein Affront gegen die neue Frau. Maike Kohl-Richter ist Regierungsdirektorin im Wirtschaftsministerium. Schon 1998 ließ der damalige Finanzminister Theo Waigel Nachforschungen anstellen, »wer denn Frau Richter ist«, die da ständig in der Nähe von Kohl auftauchte. Gut, das Rätsel ist ja jetzt endlich gelöst!

Mit Maike Kohl-Richter rückt ein Frauentypus in den Blickpunkt öffentlichen Interesses, dem mindestens mit einem Schaudern, aber meist mit Missgunst begegnet wird: die erheblich jüngere Frau an der Seite eines Mannes in gesetztem Alter mit illustrer Vergangenheit. Wenn Maike Richter in Original-Anzügen von Hannelore Kohl auftritt, fühlt man sich fast in einen Psychothriller von Alfred Hitchcock versetzt: In *Rebecca* wird die junge Braut eines wohlhabenden Gutsbesitzers vom Geist seiner verstorbenen Gattin fremdgesteuert, in *Vertigo* lässt sich die Neue komplett nach dem Ebenbild ihrer Vorgängerin formen. »So etwas machen Frauen ihrem

Partner zuliebe«, weiß der Psychologe Stefan Woinoff, der sich vorrangig mit großen Altersunterschieden bei Paaren beschäftigt.

Jackie Kennedy, die selbst mit Aristoteles Onassis einen Mann heiratete, der den Zenit seiner Schaffenskraft weit überschritten hatte, sagte einmal: »Das erste Mal heiratet man aus Liebe, das zweite Mal wegen Geld und das dritte Mal aus Kameradschaft.« Eines steht auf jeden Fall fest: Für Maike Kohl-Richter ist es die erste Ehe. Und deshalb hat sie es ganz sicher aus Liebe getan!

Die Liebe geht manchmal sehr seltsame Wege. Sie entsteht in der Disco (für uns reifere Menschen eher unwahrscheinlich), im Karneval (in Köln immer wieder möglich) oder am Arbeitsplatz (wenn man noch berufstätig ist). Dass die Liebe aber auch auf dem Friedhof beginnen kann, ist wirklich selten und wirklich außergewöhnlich.

Und das ist sie, die Geschichte von Jakob (68) und Jacqueline (48) aus Köln:

Es war an einem kalten Novembermorgen 2002. Er stand am Grab seiner kurz vorher verstorbenen Frau. Neben sich sah er eine blonde Frau, die zusammen mit ihren Verwandten am Grab ihrer Tante trauerte.

Wenn er heute über dieses Schicksal spricht, lächelt er: »Mir kam sie damals zunächst arrogant vor. Deswegen traute ich mich auch nicht, sie anzusprechen. Ich bin noch von der alten Schule. Außerdem standen ja auch noch ihre Eltern dabei.«

Nach der ersten Begegnung sah der 68-Jährige, der fast jeden Tag zum Grab seiner Frau pilgerte, immer wieder die Verwandten seiner heutigen Frau. Besonders die rüstige Tante Josi fand Gefallen an dem Mann, der so liebevoll das Grab seiner Frau pflegte. Immer häufiger lenkte sie das Gespräch auf ihre Nichte.

»Immer wieder erzählte sie mir, wie liebevoll doch ihre Jacqueline ist, dass sie gut kochen kann und ein Familienmensch ist.« Gleichzeitig bekam Jacqueline jeden Tag zu hören, was für ein wunderbarer Mann Jakob ist.

Und wie das Leben so spielt, irgendwann ist Jakob neugierig geworden und wollte diese Frau näher kennenlernen. Nach einem gemeinsamen Friedhofsbesuch gingen alle gemeinsam zum Kaffeetrinken und dort hat es gefunkt. Kurz darauf wurden die beiden ein Paar und haben geheiratet.

Jetzt gehen beide gemeinsam zum Friedhof und pflegen das Grab von Jakobs Frau – und ihren Segen haben die beiden. Da sind sie sich ganz sicher!

Das alles sind Geschichten und Schicksale, die gut ausgegangen sind: Gut für die Liebe und für ein spätes Glück. Sie machen wirklich Mut, noch einmal neu anzufangen.

Vom neuen Anfang als Witwe

Einen Neuanfang zu wagen ist nicht immer einfach. Denn wenn eine Frau, eine Witwe sich tatsächlich wieder neu verliebt, dann sind es oftmals die Kinder, die dann querschießen und ihr das Leben zur Hölle machen können. Deshalb sei an dieser Stelle die Frage gestattet:

Hat eine Frau als Witwe denn kein Recht auf eine neue Liebe?

Wenn eine Frau nach langen gemeinsamen Jahren den Partner verliert, dann ist das schlicht eine Katastrophe, denn sie steht plötzlich sehr allein da. Erstens muss sie das ganze Leben neu ordnen, was nicht leicht ist in den reiferen Jahren, und zweitens vermisst sie den geliebten Menschen. Sie wird nicht mehr geliebt und selbst liebt sie auch nicht mehr. Es ist eine ganz große Leere und sonst gar nichts.
Die Aussage von Marion (54) trifft dieses Problem genau:

»Mein Mann ist vor zwei Jahren bei einem Unfall ums Leben gekommen. Glauben Sie mir, ich habe sehr um ihn getrauert, gedacht, mein Leben sei jetzt auch zu Ende. Ich habe mich selbst aufgegeben, mich hängen lassen, mich eingeigelt und niemanden an mich herangelassen. Jetzt habe ich mich verliebt. Hört sich vielleicht irgendwie pubertär an, aber es ist so. Mein ganz großes Problem ist, dass sich meine Tochter, sie ist 20, in mein Leben einmischt und meint, was ich jetzt veranstalte, sei geschmacklos und ich würde meinen Mann betrügen und sein Ansehen verletzen. Das mache ich doch gar nicht. Es ist doch mein Leben, das ich jetzt führen will und nicht das meiner Tochter. Und meinen Mann betrügen, das kann doch jetzt nicht angehen. Ich weiß wirklich nicht, wie ich mich jetzt verhalten soll.«

Es ist ein Unding, dass eine Frau, die Witwe ist, kein Recht mehr auf eine neue Liebe hat! Niemand kann ihr das verbieten, auch nicht die erwachsene Tochter! Ich meine, sie sollte sich glücklich schätzen, dass die Mutter wieder ins Leben zurückgefunden hat! Ihr jetzt zu unterstellen, sie würde den Partner betrügen und sein Ansehen verletzen, ist doch absurd, um nicht zu sagen unverschämt.

Das mag vielleicht die Tochter so sehen, weil sie ein ganz anderes Verhältnis zum Vater hatte. Unterschwellig kommt auch eine Portion Eifersucht ins Spiel, als wenn sie sagen würde: Ein neuer Mann an der Seite meiner Mutter, das geht nicht, das bringt mein Lebensbild völlig durcheinander. Deshalb ist es klar, dass sie es am liebsten hätte, wenn die Mutter sich nun sowohl aus dem normalen als auch dem erotischen Leben zurückziehen würde.

Aber das geht nicht und das darf bitteschön auch nicht sein! Eine Frau mit 54 ist noch zu jung, um allein zu bleiben. Sie braucht zwar keinen Status als Ehefrau mehr, jedenfalls nicht sofort, aber sie braucht Liebe, Zärtlichkeit und Zuneigung.

Was zu tun ist, um diese Situation vernünftig zu regeln:

> Sehr wichtig ist ein vernünftiges und ehrliches Gespräch mit der Tochter. Ihr muss gesagt werden, dass sie sich in solche Dinge nicht einzumischen hat. Schließlich ist man mit 54 Jahren erwachsen genug, um zu wissen, was man tut.
>
> Es ist aber auch nicht sinnvoll, den neuen Mann im Leben sofort in die Familie einzubinden, weil das alle Beteiligten überfordert und dem Mann eine Heidenangst einjagt!

Für Frauen, mit einem Schicksal wie Marion gibt es aber auch einige Dinge zu beachten, damit sie keine Enttäuschung erleben:

Seien Sie vorsichtig und widerstehen Sie dem Bedürfnis, sofort das ganze Leben mit dem Mann teilen zu wollen. Ich weiß: Wenn man verliebt ist, dann will man immer zusammen sein!

Wichtiger aber ist, dass eine Frau gerade jetzt ihren Freiraum behält.

Sexualität ist mit Sicherheit wichtig und sie sollte auch ausgelebt werden. Die Hauptsache ist aber, dass ein Mann und eine Frau ihre Gemeinsamkeiten entdecken. Sie sollten sehr ehrlich miteinander umgehen. Und über alles sprechen können, auch über Trauer und Vergangenheit.

Vergessen darf man aber auch niemals: Eine neue Liebe nach dem Tod des Partners ist ein kostbares Geschenk – und dieses Geschenk muss sehr behutsam behandelt werden! Damit es keine Scherben gibt, die nicht mehr gekittet werden können.

Gar nichts mehr zu kitten war bei Benno (69). Er war 30 Jahre lang verheiratet, hat, wie er selbst immer gönnerhaft erzählte, seine Frau zwar sehr verwöhnt, ist aber auch ständig fremdgegangen. Und eine dieser Damen hat er sich als Dauerfreundin gehalten. Nebenher! Seine Frau ist an Krebs gestorben, was ihn sehr getroffen hat. Aber ungefähr ein halbes Jahr nach dem Tod hat er seine junge Freundin, sie war gerade mal 31, geheiratet. Darauf war er stolz und erzählte mir: »Wissen Sie, für einen Mann in meinem Alter ist es fantastisch, noch einmal eine junge Frau zu haben, sie bedeutet alles für mich.« Mich hat diese Aussage sehr betroffen gemacht. Ich kannte zwar seine Frau nicht, aber das ging doch alles sehr schnell. Wenn ein Mann wie Benno, also ein reifer Mann glaubt, dass er durch die Beziehung zu einer sehr viel jüngeren Frau die Jugend zurückgewinnt, dass er dadurch jünger wird, dann täuscht er sich ganz gewaltig. Junge Frauen machen ältere Männer nicht jünger, sondern bestenfalls lächerlich!

Ich weiß, das sind harte Worte, aber in diesem Fall sicherlich angebracht. Das Ende vom Lied dieser Liebe war, dass die junge Frau den Ehemann Benno betrogen hat – und der hat sich dann scheiden lassen und hat sich auf seine Fahne geschrieben: »Ich möchte mit keiner Frau mehr zusammenleben und heiraten schon gar nicht mehr. Ich will nicht mehr ausgenutzt und hintergangen werden. Jetzt muss ich eben versuchen, allein zu leben.«

Wissen Sie, ich gebe es zu, aber diese Geschichte hat mich berührt, sie hat mich aber auch schadenfroh gemacht. Manchmal ist das Schicksal doch irgendwie gerecht.

Eine Frau, die ich im Nachhinein sehr bewundert habe, ist Simone Carrell (37), die Witwe vom fabelhaften Showmaster Rudi Carrell, der nach langem Krebsleiden im Alter von 71 Jahren gestorben ist. Sie ist aus dem großen Haus in Wachendorf bei Bremen ausgezogen. Der Umzug, sagt sie, habe viel Kraft gekostet. Es war für sie ein schwerer Abschied, denn es hängen viele Erinnerungen an diesem Haus. Sie sagt das so: »Es sind Erinnerungen an die glücklichen und intensiven Zeiten, die ich mit meinem Mann dort verbringen durfte. Jetzt lebe ich in Hamburg in einer Wohnung zur Miete. Zum Glück gibt es auch einen Garten, denn die Hunde sind mit mir gekommen, die sind mir geblieben. Ich fühle mich in der neuen Umgebung ganz wohl. Das Leben muss eben weitergehen.«

Ob sie sich vorstellen kann, irgendwann eine neue Beziehung einzugehen?

»Daran kann ich überhaupt nicht denken«, antwortet Simone Carrell, »so weit bin ich noch lange nicht. Mein Mann war meine große Liebe. Zum Glück habe ich keinen Zeitdruck, weder privat noch beruflich. Ich lasse die Dinge auf mich zukommen. Und ich bin sehr dankbar, dass ich sehr gute Freunde habe, die mir zur Seite stehen.« Noch einmal heiraten, das kann sich Simone Carrell nicht vorstellen. Auch Mutter will sie nicht werden: »Dafür bin ich, glaube ich, nicht der Typ. Vielleicht bin ich auch zu egoistisch dafür.«

Seit einiger Zeit arbeitet sie wieder: »Ich brauche einfach wieder etwas zu tun, mir fehlt die Selbstbestätigung.« Sie ist sich sicher, dass Rudi »stolz« auf sie wäre: »Schon zu Lebzeiten haben wir darüber gesprochen, dass ich irgendwann wieder arbeiten werde. Er hat immer gesagt: Du bist noch jung, du kannst dir deinen Lebensunterhalt selbst verdienen.« Und genau das macht sie jetzt auch: im berühmten Hamburger Fischereihafen-Restaurant, als Restaurantleiterin. Sie ist mit ihrem Leben zufrieden und hadert nicht mit ihrem Schicksal, allein zu leben!

Mein eigener Weg

Sie sehen, es gibt viele Arten des späten Glücks, Menschen gehen unterschiedlich damit um, haben aber trotzdem den Mut, in irgendeiner Form neu anzufangen, um sich vielleicht – irgendwann – wieder verlieben zu können.

Genau das habe ich vor über einem Jahr selbst erfahren. Ich bin so ehrlich zuzugeben, dass mir die Geschichten von Männern, aber ganz besonders von Frauen, dabei helfen, mir selbst zu sagen, dass man sich dem Leben stellen muss, wenn man den Partner durch Trennung oder noch schlimmer durch den Tod verliert.

Heute weiß ich, wie schwer das ist. Mein Leben hat sich am 23. April 2007 komplett verändert. Das vorangegangene Wochenende war für meinen Mann und mich ausgesprochen harmonisch und wunderschön. Am Abend waren wir – was ganz selten bei uns vorkam – allein essen, in einem italienischen Restaurant, das wir beide gern mochten. Am Montag früh war alles wie immer: aufstehen, duschen, gemeinsam frühstücken und dann ein Küsschen zum Abschied, mit den Worten: »Bis heute

Abend, ich freu mich drauf!« Das Wetter war herrlich und wir wollten rausfahren und Brotzeit machen.

Dann kam gegen elf Uhr am Vormittag der Anruf aus seinem Büro! Ich solle sofort zu seinem Hausarzt, er lasse sich jetzt hinfahren, denn ihm sei schlecht! Zehn Minuten später wurde ich umgeleitet – ins Krankenhaus. Da habe ich meinen Mann zum letzten Mal gesehen – angeschlossen an Geräte, daneben ein laut piepsender Monitor, der mir deutlich machte, dass es zu Ende geht. Mein Mann hat auf mich gewartet, da bin ich mir heute ganz sicher. Er hat mich noch einmal angesehen – und dann war es vorbei! Es war einfach vorbei. Er hat mich allein gelassen.

Ich hatte das Gefühl, jemand habe mir einen Hammer auf den Kopf geschlagen, mir war kalt, ich war nicht fähig zu weinen. Ich war wie betäubt. Unser gemeinsames Leben ist rasend schnell an mir vorbei gezogen. 33 wunderbare gemeinsame Jahre. Unsere letzten Gespräche, Pläne, weniger zu arbeiten, um das Leben endlich gemeinsam genießen zu können, lange Reisen zu machen – das war überdeutlich präsent. Und jetzt war alles aus und vorbei. Alle Träume und Wünsche waren geplatzt – wie eine Seifenblase.

Die Tage bis zur Beerdigung haben meine letzten Kräfte aufgefressen. Zum Glück haben mich meine Freunde aufgefangen. Alles in die Wege geleitet, mich nicht allein gelassen. Mir dabei geholfen, die ersten zaghaften Schritte in ein Leben ohne meinen Mann zu gehen. Sie haben mir Mut gemacht, mir geholfen weiterzuleben. Denn das Leben hatte für mich auf einmal keinen Sinn mehr. Für diese Hilfe war und bin ich auch heute noch unendlich dankbar!

Ich habe mich dann sehr schnell entschieden, beruflich ins eiskalte Wasser zu springen und das Pressebüro meines Mannes zu übernehmen. Auch hier hatte ich großartige Unterstützung, denn »Mahkorns Mädels« – wie er immer sagte – haben ohne lange nachzudenken mit mir an einem Strang gezogen und mir alles das erklärt und gezeigt, was ich nicht wissen konnte.

Jedenfalls ist mein Leben in dieser Hinsicht schnell in ziemlich normale Bahnen gekommen und darüber bin ich glücklich. Nicht zuletzt deshalb, weil ich zu beschäftigt und deshalb abgelenkt war, um in meiner unendlichen Trauer zu versinken.

Als Frau, die seit vielen Jahren immer in der Öffentlichkeit gestanden hat, wurde ich natürlich in viele Talkshows eingeladen, um über mein neues Leben zu erzählen. Ich habe damit ziemlich lange gewartet – es aber dann doch getan! Vielleicht auch deshalb, weil ich damit anderen Frauen in einer ähnlichen Situation Mut machen konnte.

Natürlich wurde ich gefragt, wie denn jetzt mein Leben aussehe, warum ich trotz allem fröhlich wirke, ob ich gut allein zu Hause sein könne, woher ich die Kraft nähme, so viel zu arbeiten und ob es für mich in absehbarer Zeit eine neue Liebe geben werde.

Für mich wird es in der nächsten Zeit ganz sicher keine neue Liebe geben, denn das, was ich mit meinem Mann erlebt habe, wird es so nicht mehr geben. Und 33 gemeinsame Jahre kann man nicht vergessen. Kraft gibt mir ganz sicher das Bewusstsein, ein wunderbares gemeinsames Leben gehabt zu haben. Das ist etwas, das mir niemand auf der Welt nehmen kann! Und eben dieses Gefühl gibt Kraft und Mut zu einem neuen Leben! Mit guten Freunden – aber allein!

Zu Hause bin ich gern, denn ich fühle mich hier wie in meinem geschützten Nest. Was mir fehlt, sind die Gespräche. Ich kann jetzt nicht mehr einfach drauflosreden und alles das erzählen, das mir den Tag über passiert ist, was ich getan habe. Das ist etwas, was ich noch lernen muss. Auch wenn es mir schwerfällt. Gefragt wurde ich auch, ob ich jetzt wieder glücklich sei. Wissen Sie, Glück ist ein weiter Begriff und deshalb sage ich für mich: Ich bin wieder ein kleines bisschen glücklich, so glücklich, wie ich einmal war, werde ich nie wieder. Aber ich bin zufrieden, zufrieden mit dem, was ich mache, und mit dem, was ich habe.

Allein oder zu zweit – zwei Wege

Es ist wichtig, sich mit einem solchen Einschnitt im Leben auseinanderzusetzen. Und genau das sollte jeder tun und sich dann entscheiden, wie es weitergehen soll und kann. Mir ist auch klar, dass ein Mensch niemals »Nie« sagen soll – und deshalb stelle ich die Frage:

Muss man sich schämen, wenn man allein lebt, wenn man Single ist?

Nein, niemand muss sich schämen, allein zu leben, und man muss auch nicht jedem erklären, warum man allein lebt. Früher wurden Frauen, die allein lebten, sehr uncharmant als alte Jungfern abgetan, die keinen gefunden haben, der zu ihnen passen könnte. Und auch heute werden allein lebende Frauen von der Gesellschaft unterschiedlich beurteilt: Von Bewunderung oder Verurteilung bis zu Bedauern gibt es alle Schattierungen. Darüber berichtet die Psychologin Katharina Zimmer in ihrem Buch *Die Kunst allein zu leben* geschrieben. Und damit trifft sie genau den Punkt. Der allein lebende Mensch sei furchtlos, kraftvoll und selbstständig, heißt es in der Gesellschaft anerkennend. Doch auch mit ziemlich abfälligen Bemerkungen wird in der Öffentlichkeit nicht gespart: Er sei unfähig, mit anderen zusammenzuleben oder eine Beziehung zu führen, er sei ein Eigenbrötler, ein Sonderling. Die meisten der negativen Urteile über Alleinlebende werden dem »irgendwie« defekten Ego des Betreffenden zugeschrieben: Er sei egoistisch, egozentrisch, ein Sozialmuffel, heißt es dann.

Eine englische Journalistin war außerordentlich wütend auf Prinzessin Margaret, die sagte, dass Singles verantwortungslose Egoisten sind! Die Journalistin hielt dagegen und sagte sehr deutlich: »Wer allein lebt, ist *nicht* automatisch selbstsüchtig.« Stimmt genau: Denn wer nicht freiwillig schon frühzeitig hinter Klostermauern verschwindet oder sich sehr bewusst zum Singleleben entscheidet und auch bekennt, der sucht die Zweisamkeit – und diese wird leider immer wieder zerstört durch Trennungen – welcher Art diese auch immer sein mögen.

Kann man also nach einer Trennung ein spätes Glück in einer Beziehung finden?

Oder ist man durch Verletzungen, Demütigungen oder Trauer so blockiert, dass gar nichts mehr geht?

Doch, man kann das Glück finden, ganz sicher sogar, man muss nur wissen, was man will und wohin man will! Und es hängt – ganz klar – vom eigenen Lebensalter ab und davon, ob man noch einmal eine ganz klassische Beziehung führen möchte.

Es gibt keine allgemeingültigen Regeln, um ein neues Glück der späten Jahre zu finden. Ich denke, das muss jeder für sich selbst entscheiden. Es gibt aber einige wichtige Punkte, die dabei genau beachtet werden sollten.

Was man tun und lassen sollte:

Man muss eine Trennung aufarbeiten, man muss die Vergangenheit loslassen. Das ist wichtig, weil man sonst selbst nicht frei ist für eine neue Liebe. Man sollte seine Wut und auch seine Trauer ausleben – das geht sehr gut, wenn man Freunde hat, mit denen man darüber sprechen kann.
Man darf nicht den Fehler machen, die Schuld am Scheitern einer Beziehung nur bei sich selbst zu suchen, mit seinem Schicksal zu hadern. Wenn etwas zerbricht, dann sind immer beide Partner daran schuld.
Man darf nicht den Fehler machen, den verlorenen Partner in den Himmel zu heben, und ihn zu verklären in der Weise: Er war der Beste und ein anderer Mann kann mir das nicht geben. In diesem Punkt kann ich mich gleich selbst an der Nase packen! Man sollte neugierig auf das Leben und auf Menschen sein.
Man darf nicht glauben, alle Männer oder alle Frauen wären »gleich schlecht«. Man sollte sich auf ein neues Abenteuer einlassen und sich davon überzeugen, dass das Leben noch voller Überraschungen sein kann.
Man darf sich nicht in seinen vier Wänden einigeln – weil man glaubt, dass man allein nichts mehr wert ist. In der heutigen Zeit braucht man den Status »Ehefrau« nicht. Man kann sehr gut sein Leben selbst in die Hand nehmen.
Man darf nicht auf alles und auf jeden hereinfallen.
Lassen Sie eine neue Liebe langsam wachsen, prüfen Sie genau, ob ein Mann, in den Sie sich jetzt gerade verliebt haben, auch tatsächlich zu Ihnen passt. Angefangen bei der sozialen Herkunft bis hin zu gemeinsamen Interessen und Hobbys.

Wer genau in sich hineinhört, sich selbst prüft und nichts übereilt, der überwindet seelische Blockaden. Er ist dann wieder offen für ein neues, ein spätes Glück und kann den Mut fassen, wieder neu anzufangen – ohne dem »alten Leben« nachzutrauern.

Jetzt werden Sie möglicherweise sagen: Das ist ja alles wunderbar, aber wie und wo lerne ich jemanden kennen, der zu mir passt?! Sie werden einwenden: Ja klar, wenn man jung ist, dann hat man als Single alle Möglichkeiten, jemanden kennen und auch lieben zu lernen. Aber wenn man schon älter ist, welche Chancen hat man dann überhaupt noch?

Glauben Sie mir, es gibt viele Möglichkeiten, mit anderen Menschen in Kontakt zu kommen, man muss sich nur trauen und wissen, was zu tun ist! Folgen Sie mir ins nächste Kapitel!

4

Anbahnen und Kennenlernen

Ich glaube, bevor wir uns auf den Weg machen, jemanden kennenzulernen, sollten wir uns darüber im Klaren sein, wie wir – Menschen, die nicht mehr jung sind – in der Öffentlichkeit und vor allem in der Presse genannt werden wollen.

Generation 50plus: Dieser Ausdruck ist meiner Ansicht nach total in Ordnung. Denn er zurrt nicht wirklich das Lebensalter fest. *Senioren* – da wird es schon kritisch. Denn dieser Ausdruck wird gern damit in Verbindung gebracht, dass diese Menschen den ganzen Tag nichts anderes tun, als Blasentee zu trinken und die Treppen rauf- oder runterzufallen. Der Begriff weckt vor allem Assoziationen, die mit Hilfsbedürftigkeit in Verbindung stehen. Das sagt Heike Helfenstein, Geschäftsführerin des Internetportals platinnetz.de, das sich an die Generation der Junggebliebenen richtet. Bei einer Umfrage unter mehr als 40 000 Mitgliedern kam heraus, dass nur 3 Prozent als »Senioren« bezeichnet werden wollen. Senioren sind immer die, die zehn Jahre älter sind: Die 50-Jährigen verweisen auf die 60-Jährigen, die 60-Jährigen auf die 70-Jährigen und so weiter. Erst von den 85-Jährigen – das haben andere Umfragen ergeben – wird der Begriff als Selbstbezeichnung akzeptiert.

Der Begriff *Rentner* hat auch seine Schrecken – jedenfalls für mich. Das bedeutet so viel wie »nichts mehr tun können oder wollen« oder noch schlimmer, »nichts mehr zu bekommen, um sinnvoll zu arbeiten und zu leben«.

Wie wäre es dann mit *Best Ager*? Das ist gut und das klingt gut. Das hat auch der Düsseldorfer Kommunikationsexperte Stéphane Etrillard bestätigt. Best Ager fühlen sich in der Mitte ihres Lebens, sie spüren, dass es nun an der Zeit ist, das Leben zu genießen. Sie wissen, was sie geleistet haben und dass sie es verdienen, die eigenen Träume zu realisieren. Und noch etwas: Dieser Begriff kommt aus Amerika – und dafür sind wir doch immer sehr empfänglich! Das Wort Best Ager unterstreicht auch eine nicht mehr nicht von der Hand zu weisende Tatsache: Der Jugendwahn, der sich überall breit gemacht hat, bröckelt. Die Werbewirtschaft hat begriffen, wo das Geld sitzt, sogar locker sitzt, für Reisen und Luxusgüter – eben bei der Generation 50plus!

Vor einigen Jahren noch undenkbar, gibt es heute Model-Agenturen, wo die »Mädels« nicht knackige 20 sind, sondern eben der Generation 50plus angehören. Also gehören Frauen Mitte 50 längst nicht mehr zum alten Eisen, sondern sie sind stolz darauf, sich zu zeigen. Auch wenn sie zwischendurch mal mit ihrem Aussehen hadern oder sich mit anderen Zipperlein herumzuschlagen haben.

Die Schauspielerin Isabella Rossellini (57), die nach 14 Jahren ihren Vertrag bei der Kosmetikfirma Lancôme auslaufen ließ, sagt sehr selbstbewusst: »Falten sind mir völlig gleichgültig.« Sie behauptet sogar, dass sie keine Anti-Aging-Creme benutzt und privat praktisch kein Make-up trägt. Das kann man jetzt glauben oder nicht – es ist aber sehr sympathisch, dass eine schöne Frau zu ihrem Alter steht und daraus auch kein Geheimnis macht.

Jetzt komme ich aber zurück zum eigentlichen Thema.

Wo kann ich jemanden kennenlernen?

Ich erzähle jetzt erst einmal nichts von den klassischen »Anbandel-Geschichten« und sage: im Internet. Denn da ist es sehr einfach, jemanden kennenzulernen, und vor allem anonym. Voraussetzung ist natürlich, dass man »vernetzt« ist und mit einem Computer, dem Internet und den dazugehörenden Angeboten umgehen kann. Kleiner Tipp von mir: Jeder kann das lernen, wenn er dazu bereit ist.

Liebe auf den ersten Klick

Aber bei der Liebe auf den ersten Klick, beim virtuellen Anbandeln sollten Sie einige Dinge beachten, denn auch hier können Gefahren lauern.

Seien Sie kreativ!

Wer neugierig auf sein Profil machen will, sollte es individuell und einfallsreich gestalten. Hier gilt: konkret geht vor abstrakt. Vermeiden Sie auf jeden Fall schwammige Formulierungen, wie zum Beispiel »vielseitig interessiert«. Schreiben Sie lieber, was Sie wirklich interessiert, welchen Sport Sie treiben und welchen Film Sie in letzter Zeit besonders gern gesehen haben. Damit schaffen Sie Gesprächsstoff. Ein totaler Abtörner sind Rechtschreibfehler, die von keiner einzigen Reform abgedeckt sind.

Zeigen Sie sich!

Sie wissen es doch aus eigener Erfahrung: Ein Bild sagt mehr als tausend Worte. Wann, wie und wo man es im Internet zeigen sollte, das sieht natürlich jeder anders. Eines ist aber klar: Keiner kauft gern eine Katze im Sack!

Es bringt gar nichts, wenn man sich vielleicht monatelang unterhält, aber nicht weiß, wie der andere eigentlich aussieht. Und ob man sich überhaupt noch sympathisch ist. Man sollte auch bedenken, dass eine ganz neugierige Freundin oder Nachbarin nicht unbedingt mitkriegen muss, dass man auf Partnersuche ist. Zudem wird mit Bildern im Internet manchmal Missbrauch getrieben. Einige User sind bereits so schlau und wählen einen Mittelweg und tauschen Fotos erst bei gegenseitiger Sympathie aus.

Immer ehrlich bleiben!

Sie selbst wollen nicht belogen werden, also bitte lügen Sie auch nicht – weder sich selbst in die Tasche noch dem anderen etwas vor. Die Wirklichkeit holt Sie garantiert ein, spätestens beim ersten Treffen! Die vergessenen Kilos werden sichtbar und auch noch viele andere Schwindeleien.

Machen Sie sich schlau!

Bevor sie sich in einer Partnerbörse registrieren lassen, sollten Sie sich unbedingt die Zeit nehmen, um die Allgemeinen Geschäftsbedingungen zu lesen. Zu achten ist hierbei vor allem auf die Punkte Datenschutz, Kosten und Laufzeit des Vertrages. Wenn

Sie etwas nicht verstehen, dann fragen Sie bitte! Erhalten Sie keine ausreichende Antwort, dann gehen Sie zur Konkurrenz.

Glauben Sie nicht alles!

Manchen Chattern macht es Spaß, in eine andere Identität zu schlüpfen. So kann zum Beispiel hinter dem Benutzer »Surfertyp56« eine unterbeschäftige Hausfrau lauern. So etwas sollten Sie mit Humor nehmen oder Sie entwickeln ein Gespür für Falschspieler, sogenannte »Faker«.

Seien Sie vorsichtig!

Vertrauliche Informationen wie Nachname, Telefonnummer, Adresse oder Arbeitgeber gehen erst einmal niemanden etwas an. Sie sollten sich auch eine Mailadresse einrichten, aus der nicht ihr voller Name hervorgeht. Manche Anbieter erwarten vollständige Angaben – das ist nicht jedermanns Sache – schreckt aber Falschspieler ab!

Treffen Sie sich!

Viele Benutzer wagen nicht den Sprung in die Realität, steigern sich manchmal monatelang in virtuelle Beziehungen hinein. Haben Sie den Mut! Für das erste Treffen sollten Sie aber einen neutralen und öffentlichen Ort wählen, zum Beispiel ein Café, eine Kneipe oder ein Restaurant. Vielleicht haben Sie Glück und es macht Klick – und die Wirklichkeit kann beginnen!

Hier habe ich für Sie einige Anbieter:

- Seniorenportal.de
  Fast 6000 Menschen tauschen sich auf der Projektseite des Münchner Mediencenters 50plus aus. Und ab und zu funkt es auch!
- Lebensfreude50.de
  Kontaktbörse für Frauen und Männer. Rund 2500 Suchende sind registriert. Drei Monate kosten etwa 40 Euro.
- DZDF.de
  Die Partnervermittlung für Menschen ab 40! 230 000 Mitglieder – hier kosten drei Monate rund 120 Euro.
- Feierabend.de
  Online-Club für die besten Jahre mit über 120 000 Mitgliedern. Neu ist die kostenlose Kontaktbörse auf dem Ableger www.feierabend.net
- Parship.de
  Seriöse Agentur mit 5 Millionen Mitgliedern. Manchmal knistert es in den Foren.
- ElitePartner.de
  An niveauvolle, kultivierte Singles richtet sich diese Agentur mit etwa 700 000 Teilnehmern. Strenge Seriositäts-Prüfung, ausgezeichnet vom TÜV. Preis: ab 17,90 Euro pro Monat.
- charmAge.de
  Eine Partnerbörse speziell für die Generation 50plus mit zirka 3000 Mitgliedern. Kostenpunkt hier: 25 Euro pro Monat.

Man kann also tatsächlich auf diesem Weg – wenn man das will – einen neuen Partner finden. Oder besser gesagt, einen Menschen, mit dem man seine Freizeit verbringen möchte, die Liebe und die Sexualität ausleben kann oder vielleicht sogar eine neue Beziehung eingehen will.

Wissen, was man will

Sagen Sie jetzt bitte nicht, was soll das alles – dazu bin ich längst zu alt. Ich sage Ihnen etwas: Alt an Jahren wird jeder und wirklich prickelnd ist es auch nicht – aber Gefühle, Gefühle altern nicht! Wer aber die Liebe sucht, der sollte realistische Ziele haben und die Zeit nicht damit verplempern, von jedem Ast zu jedem Ästchen zu springen!

Nach dem Tod des Partners oder nach einer Scheidung suchen viele ältere Menschen nach einem neuen Lebensgefährten. Denn auch, wenn man seinen Alltag so gestaltet, dass man zufrieden lebt, bleibt oft eine unerfüllte Sehnsucht nach Liebe und Geborgenheit. »Zwischen zwei Menschen kann es immer und jederzeit funken«, schreibt die Lebensberaterin Dorothee Döring aus Kempen in ihrem Buch *Warum allein bleiben? Erfolgreiche Partnersuche im Alter.*

Das ist vollkommen richtig. Nur wenn man sich auf die Suche macht, sollte man ganz genau wissen, was man will. Man muss sich selbst fragen: »Wer bin ich?«, »Warum suche ich?« oder: »Was ist mir an einem neuen Partner wichtig?« Die Devise in diesem Fall heißt auf jeden Fall: realistisch bleiben. Und dazu gehört auch die wirklichkeitsnahe Einschätzung der eigenen Qualitäten und Fähigkeiten. Und ganz wichtig ist: Stellen Sie keine überzogenen Erwartungen an einen möglichen Partner.

Sie wissen ja, wie das ist. Da will eine Frau nur einen Mann zum Kuscheln und zum Ausgehen und ein Mann will eine Frau im ganz klassischen Stil, die ihm den Haushalt führt und ihn letztendlich pflegt, wenn er kränkelt. Und es ist übrigens keine Seltenheit, dass Menschen sich aus solchen Versorgungsgründen einen neuen Lebenspartner suchen. Weil eine Frau glaubt, dass es bestimmt einen Mann mit einer guten Rente gibt, an der man partizipieren kann, oder ein Mann denkt, dass eine Frau, die Haus und Geld geerbt hat, auf ihn wartet, damit er dann ein schönes Leben führen kann. Ich finde, das ist das Letzte, auf das man setzen darf. Denn das alles macht nicht glücklich. Was zählt, ist einzig und allein die Herzensbildung und die Ausstrahlung, die ein Mensch hat. Davon kann man sich, zugegebenermaßen nichts kaufen – aber in den reiferen Jahren sollte man so weit sein, für sich selbst zu sorgen.

Ob das jetzt alles per Mausklick zu finden ist, das kann ich ehrlich gesagt nicht beantworten. Fest steht jedenfalls, dass die Generation 55plus sehr aktiv ist und der Online-Partnersuche sehr offen gegenübersteht. So geht es jedenfalls aus einer Studie von ElitePartner.de hervor.

Man geht in diesem Alter nicht mehr in Bars oder Diskotheken, um jemanden kennenzulernen. Zudem besteht der Bekanntenkreis meist ausschließlich aus Paaren. Somit sind die Chancen, jemanden kennenzulernen, ziemlich eingeschränkt.

So nutzen bereits 40 Prozent der Altersgruppe 50plus eine Partnervermittlung im Internet. Hier spiegelt sich die positive und aufgeschlossene Einstellung dieser Generation. Mit 60 ist heute eben noch lange nicht Schluss. Und das macht doch wirklich richtig Mut!

Eine Kollegin von mir – ich kenne Dagmar jetzt seit gut 20 Jahren – war immer überzeugter Single. Mitleidig hat sie oft zu mir gesagt: »Ach, du kannst ja jetzt wieder nicht mit auf die Piste, du musst ja immer deinen Mann fragen.« Was übrigens gar nicht stimmte! Aber Dagmar ist mit wachsender Begeisterung ständig unterwegs gewesen und hat ihr Leben bis zum Anschlag ausgekostet. Vor zwei Jahren haben wir uns wieder getroffen und da hat sie gejammert, dass das Alleinsein doch nicht das Gelbe vom Ei sei und dass sie jetzt doch gern einen Partner hätte.

Meinen Einwand, dass unter ihren vielen Männerbekanntschaften doch sicherlich einer wäre, der passe, hat sie nicht akzeptiert. »Nein, das geht gar nicht. Die wollen eine Frau doch nur ans Haus ketten. Und ehrlich, in meinem Alter ist das alles nicht mehr so einfach.« Sie war damals 63 Jahre alt! Ich habe sie gefragt, ob sie denn bereit wäre, für eine feste Beziehung ihr Leben zu ändern, auch etwas aufzugeben – für den anderen. Das hat sie abgelehnt, mit den für sie so typischen Worten: »Nein, niemals! Ich mach mich doch für einen Mann nicht zum Affen.«

Nun muss man sich ja nicht zum Affen machen, aber ein wenig Kompromissbereitschaft gehört schon dazu, wenn man eine Beziehung eingehen will. Eines ist natürlich richtig, es ist auch falsch, sich dem Partner völlig anzupassen. Schon allein deshalb, weil man dann seine eigene Persönlichkeit aufgibt. Und wer will das schon?

Ich kann Dagmar verstehen. Denn viele Singles in ihrem Alter wünschen sich eine Beziehung. Aber diese Frauen haben auch gelernt, auf ihren Wert zu achten und sind nicht bereit, sich unnötig anzupassen. Vielmehr sehen sie sich selbst als Partner und erwarten gegenseitige Toleranz. Eine zu hohe Erwartungshaltung an den anderen ist nicht mehr so zwingend vorhanden wie bei den Jüngeren.

Was ich jetzt sehr beachtlich finde, ist, dass Männer der Generation 55plus dazugelernt haben und ihre Einstellung von der jüngeren Generation beeinflussen lassen. Und auch hier gibt es von ElitePartner.de interessante Zahlen: 45 Prozent der Männer sind bereit, den Haushalt zu übernehmen, während die Partnerin arbeitet. Und jeder zweite Mann ist so emanzipiert, eine Einladung der Frau zu akzeptieren. Nicht schlecht, meine Herren, kann ich dazu nur sagen!

Wenn die Sehnsucht nach einer Beziehung geweckt wird

Ganz sicher gibt es Situationen, in der Düfte an einen verloren gegangenen Partner oder an den ersten Liebhaber erinnern. Es ist die Musik, die Erinnerungen weckt, es sind Liebesfilme, die antörnen und auch traurig machen, weil man in diesem Moment allein ist. Ganz sicher sind es aber die traditionellen Tage wie Weihnachten, Silvester oder sogar der Frühlingsanfang, die eine unbändige Sehnsucht nach einem Menschen weckt, der sagt: »Ich liebe dich.«

Diese Sehnsucht ist an kein Lebensalter gebunden. Ältere Singles empfinden genauso wie jüngere den Wunsch nach Nähe und Beziehung zu bestimmten Anlässen besonders stark. Selbst ganz pragmatische Anlässe wie zum Beispiel die Planung der nächsten Urlaubsreise lösen bei Singles über 55 einen starken Beziehungswunsch aus. Jüngere Singles reagieren dagegen eher auf emotionale Auslöser wie Musik, Farben, Filme oder Düfte.

Sich jünger fühlen, als man aussieht!

Sie kennen bestimmt das alte Sprichwort: »Alt werden will jeder, aber niemand will es sein.« Und es ist richtig, dass die Altersfrage gerade bei der Partnersuche vielen Menschen unangenehm ist. Wenn man sagt: »Sie sehen aber jung aus!«, dann gilt das als ein Kompliment, mit dem man jedem immer eine Freude machen kann. Dabei nagt der Zahn der Zeit an uns allen, auch wenn die Erlebnisgesellschaft ewige Jugend als erstrebenswertes Ideal verkauft. »Tatsächlich werden wir immer älter, bleiben aber gleichzeitig länger jung und vital«, sagt Diplompsychologin Lisa Fischbach von ElitePartner.de. Dadurch verändern sich einige Werte und Ansprüche. Umdenken in vielen Bereichen ist deshalb erforderlich.

Mit Umdenken meine ich nicht, dass wir beginnen, darüber nachzudenken, was man sich jetzt alles glattziehen und unter- oder aufspritzen lassen muss, um jung, vital und begehrenswert zu sein. Diese Maßnahmen helfen alle nichts, wenn man seines Alters wegen resigniert und die Lust am Leben, so wie man eben ist, verloren hat. Das ist es nämlich, was alt und unerotisch macht.

In jeder Altersphase sind die Bedürfnisse und Ansprüche an eine Beziehung unterschiedlich. Wir probieren und orientieren uns, wenn wir in den Zwanzigern sind. Wir sammeln partnerschaftliche Erfahrungen. Das Hauptaugenmerk liegt aber in diesen Jahren fast immer auf Ausbildung und beruflicher Perspektive. Wer dann die 30 überschritten hat, denkt über die Vertiefung einer Beziehung oder über eine Familiengründung nach. Gerade für uns Frauen ist das im Hinblick auf die eigene Karriere oft ein Scheideweg. Ab 40 bringt nahezu jeder Partner eine gehörige Portion Beziehungserfahrung mit, kommt oft aus einer langen Partnerschaft und hat eventuell sogar Kinder. »Solche Voraussetzungen stellen für ein Paar meist eine größere Herausforderung dar. Schließlich geht es darum, Beruf, eigene Ansprüche und die Versorgung der Kinder unter einen Hut zu bringen«, sagt Diplompsychologin Lisa Fischbach.

Mit 50plus sind dann die Kinder aus dem Haus. Damit sind dann neue Aufgaben und Inhalte für die Beziehung unbedingt nötig. Die meisten älteren Singles wissen daher ganz genau, was sie in einer Partnerschaft und von ihrem Partner erwarten. Es wird aber deshalb nicht einfacher, wenn es eine echte neue Liebe gibt. Viele sind beruflich und privat etabliert und es bleibt wenig Raum für Spontaneität und vor allem für Flexibilität. Männer Ende 40 und Anfang 50 haben oft den Wunsch, eine Familie zu gründen. Mit einer Frau ihres Alters ist das nicht mehr möglich.

Also, wie sollte es auch anders sein, wählen sie eine Frau in biologisch vorteilhaftem Alter. Umgekehrt suchen Frauen Männer gleichen Alters oder bis zu fünf Jahren älter als sie selbst.

Die älteren Herren mit den viel jüngeren Damen, das ist eine andere Geschichte. Sie wird immer wieder gern in die Presse gezerrt, besonders dann, wenn es Prominente sind, die ihre »alte« Ehefrau wegen einer jüngeren Geliebten verlassen haben. Wir haben das schon an anderer Stelle besprochen. Die Gleichaltrigkeit ist bei Paaren jedoch immer noch eher die Regel.

Den viel zitierten zweiten Frühling, in dem ältere Männer sich zu jüngeren Frauen hingezogen fühlen, gibt es selbstverständlich. Sie möchten aus ihrem eigenen Alter ausbrechen, an der Jugendlichkeit der Frau teilhaben. Nimmt sich eine ältere Frau einen viel jüngeren Mann, dann ist das heute zwar kein Drama mehr und Beispiele dafür gibt es genug – aber so ganz akzeptiert ist es immer noch nicht. Weil man sich fragt: Was will die alte Frau mit dem jungen Mann? Ja, bitteschön – was wohl? Und jeder Frau sei das gegönnt.

Nur eines muss ich Ihnen sagen: Es gibt in keinem Alter eine Garantie dafür, dass eine neue Liebe, ein spätes Glück auch tatsächlich von Erfolg gekrönt wird! Auch dann nicht, wenn man mit der Zeit geht und im Internet nach einem Partner sucht.

In Bewegung bleiben

Einfach mal allein losgehen

Was ist aber jetzt mit den Singles, die nicht ins Internet gehen, weil sie davor Angst haben oder gar keine Möglichkeit dazu? Sind die jetzt dazu verdonnert, den Rest des Lebens allein zu bleiben? Natürlich nicht, denn Menschen können sich – manche denken daran vielleicht gar nicht mehr – ganz »normal«, so wie früher kennenlernen. Indem sie ausgehen, indem sie flirten und ganz einfach neugierig auf Menschen sind.

Natürlich ist es lustig, mit Freunden auszugehen. Aber stellen Sie sich einmal vor, Sie flirten mit einem Mann oder umgekehrt mit einer Frau. Die Person ist möglicherweise umgeben von Menschen, mit denen sie gerade Spaß hat. Also haben sie Hemmungen, in diese Runde hineinzugehen und jemanden anzusprechen. Hier eine Abfuhr zu bekommen ist im Grunde schon vorprogrammiert. Also ist es gut – jedenfalls in manchen Fällen –, allein etwas zu unternehmen. Das lohnt sich schon allein deshalb, weil man selbst offener für andere ist und umgekehrt auch leichter angesprochen wird.

Gehen Sie doch mal allein in eine Ausstellung oder in ein Konzert. Im Museumscafé oder beim Getränk in der Konzertpause kann sich durchaus ein kleines Gespräch ergeben, das übrigens auch Frauen beginnen können!

Nur – man muss den Mut haben, auch mal etwas allein zu unternehmen!

Sport

Ich habe natürlich keine Ahnung, wie sportlich Sie drauf sind. Aber glauben Sie mir, man kann beim Sport viele richtig gute Leute kennenlernen. Ganz automatisch tauscht man sich aus und geht dann – bewusst oder unbewusst – miteinander in einen Wettkampf. Schließlich möchte sich ja niemand blamieren. Und wer gemeinsam trainiert, der geht hinterher auch gern miteinander einen trinken.

In jedem Ort gibt es Turnvereine und viele Sportgruppen in allen erdenklichen Bereichen. Dabei geht die Gemeinschaft oft über den reinen Sport hinaus. Es werden Tagesausflüge, Kaffeenachmittage oder sogar Reisen angeboten.

Und wissen Sie was? Vielleicht findet ja die passionierte Volleyballerin ihre sportliche, späte Liebe! Man kann nie wissen – deshalb unbedingt ausprobieren!

Reisen

Was gut funktioniert, um erstens aus den eigenen vier Wänden herauszukommen und zweitens neue Menschen kennenzulernen, ist Reisen. Da bieten sich vor allem Städtereisen an. Eine solche Reise ist nicht zu lang, um sie allein zu machen, und sehr abwechslungsreich. Wichtig ist aber, dass Sie sich vorher genau überlegen, wo Sie hinfahren wollen. Zum Beispiel im Sommer nach Venedig zu fahren, ist ziemlich sinnlos. Es ist voll und heiß und manchmal kann es auch aus den Kanälen sehr übel riechen. Buchen Sie rechtzeitig, denn dann ergattern Sie noch einen günstigen Flug und für die Wochenenden gibt es besondere Hotelangebote.

Wenn Sie eine längere Reise planen, erkundigen Sie sich bitte unbedingt im Reisebüro. Lassen Sie sich beraten bei der Auswahl Ihres Hotels, damit Sie nicht unvermittelt in einem riesigen Familienhotel landen. Verstehen Sie mich bitte nicht falsch, aber den ganzen Tag glückliche Kinder um sich zu haben, ist zu viel, wenn man Single ist. Man läuft hier mitunter schnell Gefahr, als »Kindersitter« missbraucht zu werden, damit die Eltern etwas allein unternehmen können. Ich weiß, oft sind wir selbst schuld daran, weil wir unsere Hilfe selbst anbieten. Aber wenn sich solche Ansinnen häufen, dann hat das nichts mehr mit Erholung und Ausspannen zu tun. Und wenn Ihnen dann tatsächlich Ihr Traummann vor die Füße fällt, wird daraus garantiert nichts, weil er denkt, Sie sind die Oma und aus diesem Grund für ihn uninteressant.

Das Gleiche gilt übrigens auch für große Hotelanlagen für junge Leute, die natürlich ihre Vergnügungen brauchen. Denn jeden Abend dröhnende Discomusik oder jeden Morgen aufgeweckte Animateure, die Sie mit lauten Jubelrufen aus dem Bett zwingen, ist für Ihre Interessen irgendwie zu viel des Guten.

Also fragen Sie bitte genau nach und erkundigen Sie sich, um welche Art Hotel es sich handelt.

Wenn Sie sich nicht auf eigene Faust auf die Reise machen wollen, so wenden Sie sich an einen Reiseveranstalter, der sich auf Single-Reisen 50plus spezialisiert hat. In diesem Fall bleibt gar nichts dem Zufall überlassen, alles wird organisiert. Und bei einer solchen Reise stehen die Chancen auch gut, jemanden kennenzulernen, mit dem man sich gut versteht. Aus einer solchen Reisebekanntschaft kann durchaus mehr werden.

Internetportal speziell für die Generation 50plus:

- http://www.seniorentreff.de

Hier kann man sich »virtuell« treffen, sich austauschen und neue Leute kennenlernen, die in einer ähnlichen Situation leben. Es werden zudem auch »reale« Treffen und Reisen angeboten.

In Volkshochschulen gibt es übrigens viele Kurse unter dem Motto 50plus. Da können Sie alles machen, alles lernen von Kochen, Malen, Töpfern, Tanzen über Diskussionsrunden bis hin zu Computerkursen. Und das Schöne dabei ist – hier trifft man garantiert Gleichgesinnte.

Anzeige aufgeben

Um einen neuen Partner zu finden, müssen Sie sich aber nicht unbedingt all das »antun«, sondern Sie können auch ganz traditionell eine Anzeige aufgeben oder auf eine solche antworten.

Die Wochenendausgaben der großen Zeitungen sind voll davon. Und ich gestehe, auch wenn ich nie einen Partner auf diese Weise gesucht habe oder überhaupt suche: Ich lese diese Anzeigen mit allergrößtem Vergnügen. Denn im Grunde sind alle Menschen, die sich per Zeitungsannonce auf die Suche begeben, immer die Allertollsten! Reich, schön, sportlich, unabhängig, zärtlich und liebevoll. Und – es versteht sich von selbst – immer in gehobenen Positionen oder reiche Männer, die das Leben noch einmal zu zweit genießen wollen. Ich habe mich bei der Lektüre manchmal gefragt, ja bitteschön, warum finden die denn niemanden? Haben diese Menschen Angst davor, im realen Leben in direkten Kontakt zu treten?

Aber wie auch immer: Es gibt wirklich seriöse Partnervermittlungen für Ihre Anzeigenschaltung. Vielleicht haben Sie Erfolg. Der ist allerdings nicht automatisch garantiert – und bei Nichterfolg gibt es nicht immer das Geld zurück. Deshalb rate ich Ihnen auch in diesem Fall, vorher die allgemeinen Geschäftsbedingungen genau durchzulesen und wenn Ihnen die Vermittlung nicht gefällt, eine andere auszusuchen.

Ich will nicht den Teufel an die Wand malen, aber auch auf diesem Sektor tummeln sich Betrüger und Schwindler, die nichts anderes wollen, als an das Geld eines Mannes oder einer einsamen Frau im besten Alter zu kommen. Die Ehrlichkeit solcher Anzeigen kann nicht immer hundertprozentig genau überprüft werden – und deshalb gibt es immer wieder herbe Enttäuschungen.

Ich habe eine sehr interessante ZDF-Reportage gesehen, in der es um zwei Frauen ging, die sich nach ihrer Trennung wieder nach einem Partner sehnten und auf Anzeigen geantwortet haben. Beide sind – unabhängig voneinander – auf Betrüger hereingefallen. Eine Frau hat ihr gesamtes Geld verloren. Sie hat geklagt – und zwar erfolglos. Der Mann war übrigens wegen solcher Delikte bereits vorbestraft. Auch die andere Frau hatte Pech. Sie wollte einen Mann, der sie liebt – und nicht ihr Geld, denn davon hatte sie eine ganze Menge. Sie hat geschrieben, einen Mann kennengelernt – und leider viel zu spät erkannt, dass sie auf einen Heiratsschwindler hereingefallen war. Es war ein Heiratsschwindler der ganz üblen Sorte, denn dieser Mann hat seine Partnerinnensuche aus dem Gefängnis heraus gestartet. Was mich am Ende an dieser Geschichte sehr berührt hat, war die Aussage der geprellten Frau: »Dass ich ihm Geld hinterhergeworfen habe, ist eine Sache, das kann man verkraften, aber er hat meine Gefühle verletzt. Er hat mich belogen und betrogen und darüber werde ich nie mehr hinwegkommen.«

Deshalb kann ich Ihnen nur den guten Rat geben: Legen Sie niemals sofort Ihre Vermögensverhältnisse offen und lassen Sie sich niemals auf Geschichten ein – nach dem Motto: »Ich erwarte einen größeren Betrag, kannst du mir aushelfen, bis das Geld da ist?« Das ist mit Sicherheit gelogen.

Ich glaube, eine Frau, der so etwas passiert, wird im Leben keinem Mann je wieder ein Wort glauben – und auch kein neues spätes Glück finden können.

5

Körper, Sex und gutes Aussehen

Wir haben in den letzten Kapiteln viel darüber gesprochen, dass man immer vorsichtig sein sollte, wenn es um die Liebe, um die Suche nach einem neuen Partner und überhaupt um das eigene Glück geht. Vorsichtig sollten wir aber auch sein, wenn es um das Körpergefühl, um das Gefühl für unseren eigenen Körper geht.

Mit kritischem Blick auf sich selbst

Das Allerwichtigste ist, dass wir uns darüber im Klaren sind, dass wir uns zwar immer noch jung fühlen – aber dass sich trotz allem Abnutzungserscheinungen zeigen. Damit meine ich nicht unbedingt die grauen Haare, die wir hoffentlich ordentlich tönen oder gepflegt weiß oder grau tragen. Ich meine auch nicht die überflüssigen Pfunde, die ja manchmal da sind und die sich nicht so einfach wegzaubern lassen. Oder die Arme und Beine, die ganz einfach nicht mehr so aussehen wie mit 20 Jahren.

Um es auf den Punkt zu bringen: Ich meine das Gefühl für unseren Körper und unser Aussehen. Es ist richtig, auch wir können in unserem Alter noch einen sehr kurzen Rock tragen und einen Ausschnitt bis zum Nabel oder bauchfreie T-Shirts!

Aber, einmal ganz ehrlich – passt das alles noch zu unserem Gesicht?

Natürlich können wir im Sommer noch Shorts tragen, aber bei genauerem Hinsehen und einem sehr kritischen Blick in den Spiegel merken wir schnell, dass das alles nicht mehr passend ist. Und die Blicke von anderen Menschen, sollten wir tatsächlich so auf die Straße gehen oder womöglich noch auf eine Party, sagen mehr als tausend Worte.

So ist es übrigens auch mit dem heiß geliebten Bikini. Ich war in diesem Jahr ein paar Tage in Italien und was ich da am Strand alles gesehen habe, ist schlicht und ergreifend schrecklich.

Ich weiß, es ist angenehm, sich die Sonne auf den Bauch scheinen zu lassen. Es sieht toll aus, wenn man gleichmäßig braun ist. Aber eine Frau sollte genau wissen, wann mit so einem Teilchen ganz einfach Schluss zu sein hat. Um ehrlich zu sein, ich habe auch lange gebraucht, bis ich das für mich selbst akzeptiert habe. Also bitte, keinen Monokini, keinen Bikini – denn da zuppelt man dauernd dran herum, fühlt sich nicht wohl und das ganze Badevergnügen ist verdorben. Ein gut sitzender Badeanzug und dazu ein schönes Tuch, um sich dieses um die Hüften zu schlingen, sieht umwerfend schön aus! Deshalb warne ich noch einmal – seien Sie bereits beim Einkaufen vorsichtig und lassen Sie sich nichts aufschwatzen!

Selbstbewusst älter werden und schön bleiben

Jetzt komme ich zum Körpergefühl, zu dem Gefühl, das uns schön und strahlend aussehen lässt. Es ist richtig, Frauen über 40 sehen heute verdammt gut aus. Frauen dieser Altersgruppe gehören zu einer rasend schnell wachsenden Bevölkerungsgruppe. Und jetzt, wo sie das Alter geschafft haben, machen sie sich daran, das weitere Älterwerden zu erkunden.

Seit einigen Jahren schon definieren Frauen über 50 sich nicht mehr über ihre Beziehung oder trauern zerbrochenen Partnerschaften nach! Sie sind berufstätig, viele haben Kinder großgezogen und keine Lust, ihr Leben zugunsten eines Partners einzuschränken. Bei diesen Frauen heißt es: Kompromissbereitschaft ja, aber kein Abgeben der Selbstbestimmung. In England wurde der Begriff »Freemale« geprägt, um die wachsende Zahl der freiwillig alleinlebenden Frauen über 30 zu beschreiben.

Dass alleinlebende Frauen ihr Leben genießen, zeigt eine Studie des Sozialrats der Vereinten Nationen. Sie fand heraus, dass die Mehrheit der alleinlebenden Frauen über 60 ihr Singledasein als glücklicher einstuft als das Leben mit einem Partner. Nicht die Beziehung, sondern das Individuum selbst ist heute der Fels in der Brandung.

Es hat sich in der Tat sehr viel verändert. Anders als noch vor 20 Jahren sind Frauen heute nicht mehr zwangsläufig bereit, ihre Bedürfnisse hintanzustellen. »Frauen über 40 haben heute einen höheren Anspruch an eine Beziehung als Männer. Das führt dazu, dass sie konsequenter sind. Sie leben lieber allein und suchen sich einen neuen Partner«, sagt die Diplompsychologin Nicole Schiller-Köble von Parship.de.

Das bedeutet, dass die Idee unserer Mütter nicht mehr funktioniert. Frauen haben heute mehr Spaß an ihrem Beruf, sie machen Karriere und genießen es, ihre eigenen Interessen auszuleben. Im Prinzip gilt, dass im höheren Lebensalter wenig Interessen neu erwachen, die vorhandenen aber umso intensiver weiterverfolgt werden. Dies gilt für Kultur, Reisen, aber auch Pflege und Gesundheit. Und natürlich auch für Sex!

»Den über 50-jährigen Frauen kommt es besonders zugute, dass sie es als erste Generation gewohnt sind, mit ihrem Partner über ihre sexuellen Wünsche zu reden. Sie fahren jetzt die Ernte der sexuellen Revolution ein.«

Das sagt die Forscherin Beate Schultz-Zehden. Sie hat in ihren Studien an Frauen zwischen 50 und 65 Jahren festgestellt, dass sich mit der Antibabypille sozialisierten Frauen nach der Menopause und dem Auszug der Kinder vielfach bemühen, ihre Sexualität neu zu beleben. Ich finde es sehr beruhigend, dass Frauen endlich ihre Wirkung kennen. Dass sie wissen, dass ihre Sinnlichkeit nicht von irgendeinem Schönheitsideal abhängig ist. Sie integrieren ein gelebtes Körpergefühl in ihre Persönlichkeit, haben ihren Typ akzeptiert und verschwenden keinen Gedanken an irgendwelche Fältchen.

Endlich sind wir Frauen dahin unterwegs – den Sexberaterinnen wie Ruth Westheimer und vielen jung gebliebenen unglaublich schönen Frauen sei Dank – auch älteren Frauen Sinnlichkeit und Sexleben zuzugestehen.

Es ist gut zu wissen, dass man nicht auf dem Scheiterhaufen verbrannt wird, wenn man als Frau mit 64 Jahren wieder einen Mann begehrt. Und es ist selbstverständlich geworden, sich auch einmal einen Jüngeren mit nach Hause zu nehmen – ganz so, wie es Stars wie Demi Moore, Julianne Moore oder Vivienne Westwood uns vorleben.

Oder Tina Turner, die mit ihren 69 Jahren noch einmal Temperament und Bein in den Rockarenen der Welt zeigt und die unumwunden verkündet: »Ich möchte jedem sagen: Wir haben ein neues Altern bekommen. Die 50-Jährigen sind heute wie die 40-Jährigen. Das alte 50-jährige Frau-Ding, das waren unsere Mütter und Großmütter, aber nicht wir.« Und der Trendforscher Peter Wippermann fasst dieses Phänomen so zusammen:

»Die 50-Jährigen sind die neuen 35-Jährigen. Und sie wollen so aussehen, wie sie sich fühlen!«

Das ist doch mehr als beruhigend, finde ich. Jetzt kommt jedoch mein ABER! Ohne die Medizin und die Forschungen, ohne die sehr gute Kosmetik und die Schönheitschirurgie – damit meine ich allerdings nicht die unglaublich peinliche und öffentliche Restaurierung von Brigitte Nielsen, der Exgattin von Sylvester Stallone – würden wir alle nicht so sein, wie wir sind. Und sehr viele dieser ganzen Helferlein kommen aus Amerika!

Tatsächlich – so schreibt Vanity Fair.de – definiert die amerikanische Gesellschaft mehr als jede andere Kultur das Jungsein und das Jungaussehen als das Gegenteil des Totseins. Eine milliardenschwere Abwehrschlacht gegen das Sterben tobt. Diese ernährt ganze Industrien und steuert das kollektive Gefühl der Gesellschaft. Der Tod ist nur eine Art Seuche, bei der es lediglich eine Frage der Zeit ist, bis sie besiegt ist. Denn im Kern dient jede Medizin der Lebensverlängerung, und zwar in einem Topzustand – und ist damit zweifellos erfolgreich in letzter Zeit.

Lag die Lebenserwartung im Jahr 1900 bei 47 Jahren, so liegt sie heute bei 82, ist also um rund drei Viertel gestiegen. Schreibt man jetzt nur diese Entwicklung fort, werden wir gegen Ende des Jahrhunderts mindestens 120 Jahre alt, und daran ist nichts spekulativ. Sich mit 25 Jahren die Treue fürs Leben zu versprechen, bekäme dann einen ganz anderen »Thrill«, sagt der Forscher Guarante und macht damit deutlich, dass es an der Zeit ist, die Erwartungen an das Leben und die zugehörigen Zyklen der neuen Zeitrechnung anzupassen. Erinnert sich eigentlich noch jemand an die Midlife-Crisis? Bis vor Kurzem definierte die amerikanische Psychologie die Lebensmitte mit 35 Jahren. Heute finden wir es schon beachtlich, wenn der Kampf ums Erwachsenwerden in diesem Alter noch nicht ganz verloren ist.

Und wie ist es mit der Sexualität? Verändert sich der Sex ab 40?

Ich kann Sie beruhigen, es wird immer besser! Das liegt zum einen an der Erfahrung, zum anderen an einer gewissen Abgeklärtheit in diesem Alter. Wer nicht mehr damit rechnet, dass alle Träume in Erfüllung gehen, wird auch nicht so schnell enttäuscht werden und erlebt stattdessen guten Sex. Zu diesen Ergebnissen kommen übereinstimmend Soziologie und Sexualwissenschaft in Studien zur sexuellen Aktivität verschiedener Altersgruppen. Die Generation Silver Sex (damit sind laut Wissenschaft schon die 40- bis 60-Jährigen gemeint) hat die körperliche Liebe schon früh als Ausdruck ihrer Persönlichkeit betrachtet. Daran ändert sich auch im Alter nichts. Gewinner dieser Entwicklung sind übrigens die Frauen. Ihr Selbstbewusstsein und ihre Lebensfreude sind kaum zu toppen. Immer mehr bekennen sich deshalb auch zu einem jüngeren Lover – wie wir ja schon angesprochen haben. Das betätigen auch die Trendforscherin Corinna Langwieser und Koautorin des Buches *Länger leben, länger lieben. Das Lebensgefühl der Generation Silver Sex*.

Eine andere Frage, die sich angesichts der gestiegenen Lebenserwartung immer wieder stellt, heißt: Wie schafft man es, über Jahre hinweg mit dem gleichen Partner guten Sex zu haben?

Um das zu beantworten, müssten wir natürlich abklären, was denn guter oder schlechter Sex ist. Wie so vieles liegt das immer im Auge des Betrachters. Prof. Dr. Ulrich Clement, Paartherapeut und Sexualforscher, gibt dazu folgende Auskunft:

»Wer langfristig ein tolles Liebesleben haben will, muss Zeit und Aufmerksamkeit investieren. Das Phänomen: ›je vertrauter man ist, desto weniger Verlangen hat man‹, kann man verhindern,

indem man auch nach Jahren ein offenes Ohr für die Wünsche und Bedürfnisse des Partners hat, einander gut zuhört und sich, das ist entscheidend, immer wieder Zeit füreinander nimmt.«

Sie sehen also, es kann alles ganz einfach sein – man muss nur den richtigen Zeitpunkt erkennen und dann auch handeln.

Prof. Dr. Clement zum Thema: Kann man auch ohne Sex glücklich sein?

»Man kann«, sagt er. »Sex hat nun mal für jeden Menschen einen anderen Stellenwert. Jemand, der es als zentrales Thema sieht, wird schwer darauf verzichten können. Wer aber in seinem Leben und in seiner Beziehung völlig andere Prioritäten hat, kann durchaus ohne Sex auskommen. Es ist schlichtweg eine Frage der Persönlichkeit. Oder des Alters. Wer seine sexuelle Phase als abgeschlossen betrachtet, denkt womöglich gar nicht mehr daran.«

Wenn zwei Menschen aber trotzdem glücklich miteinander leben können, ist das gut so!

Um dieses Thema abzuschließen, möchte ich Ihnen noch auf den Weg mitgeben, was die amerikanische Sex-Expertin Dr. Ruth Westheimer (80) sagt:

»Sex entspannt und hält jung. Die Leute werden heute fast doppelt so alt wie früher – dann sollen sie bitte auch doppelt so lange Sex haben!«

Wenn Sie noch mehr Gründe brauchen, warum Sex jung und schön macht – bitte sehr: Sex kurbelt die Produktion der Hormone Somatotropin, das unter anderem den Fettabbau reguliert, und Östrogen an, das die Kollagenbildung antreibt und für straffe Haut sorgt.

Asexuelle Wesen?

Liebe im Alter – oder sollte man lieber sagen: Sexualität bis ins hohe Alter? Wissen Sie, manchmal glaube ich, dass der Wunsch danach oft stärker ist als das, was eine Frau oder ein Mann in der Realität noch haben oder haben können. Aber sind Menschen ab 50 deshalb geschlechtslose Wesen? Ich möchte nun sofort einschränken, dass man sich das eher bei Menschen ab 70 fragen sollte! Oder gibt es auch dann Erotik, knisternde Spannung und Romantik im Altersheim? Auch dieses Thema ist lange Zeit tabuisiert worden, weist aber weit mehr Facetten auf, als allgemein angenommen wird.

Sind Menschen ab der zweiten Lebenshälfte also asexuelle Wesen? Vernünftig denkende Leute werden diese Frage sicherlich mit einem klaren Nein beantworten! Oder andersrum gefragt: Können Sie sich vorstellen, dass Ihre Eltern oder Großeltern miteinander schlafen? Irgendwie schwer vorstellbar. Wenn es um die eigene Familie geht, denken wir gern: »Da passiert das nicht mehr!« – was natürlich vollkommener Blödsinn ist!

Die Beziehung älterer Menschen wird oft vorschnell in zwei Kategorien unterteilt: Da gibt es die Paare, die Händchen haltend auf einer kleinen Bank vor ihrem Haus sitzen und nicht einen einzigen Gedanken an etwaige sexuelle Gelüste verschwenden. Und es gibt die Paare, die bis ins hohe Alter geistig und körperlich fit und aktiv bleiben und die man damit auch für den »Vollzug des Geschlechtsaktes« geeignet hält. Das hört sich irgendwie nicht wirklich liebenswert an. Allein schon deshalb, weil man diesen Menschen zwar zugesteht, Sex zu haben, aber im Grunde schon den Gedanken daran nicht toll findet!

Ein älterer Herr, den ich einmal im Urlaub kennenlernte, erzählte mir, dass er nur allein lebt, weil seine Frau gestorben sei. Er fand diesen Zustand ganz furchtbar. Meinen Rat, sich doch nach einer neuen Partnerin umzusehen, hat er sofort vom Tisch gewischt und gemeint: »Ich will eine junge Frau, eine knackige, die meine Wünsche erfüllt, alt bin ich nämlich selber«. Dieser Mann war übrigens fast 70, nicht gerade das, was man einen attraktiven Mann nennen konnte und hatte, was seine Partnerwahl angeht, ganz genaue Vorstellungen. Ich habe keine Ahnung, was daraus geworden ist. Wahrscheinlich nicht viel!

Interessante Zahlen und Fakten zu diesem immer noch heiklen Thema:

- Männer und Frauen, die heute zwischen 50 und 70 sind, haben die grundlegenden gesellschaftlichen Veränderungen der Sechziger- und Siebzigerjahre miterlebt. Diese Generation hat noch gesehen, dass für ihre Eltern Zärtlichkeit in der Öffentlichkeit und das Thema Sexualität an sich einfach nicht existent waren. Denn das herrschende Moralkorsett war viel zu eng.

Die Senioren von heute haben in vielen Fällen ein viel freieres und ungezwungeneres Verhältnis zu allen Formen der Erotik, als ihnen von den nachfolgenden Generationen zugestanden wird.

- Studien in den USA sprechen von 70 Prozent aller 45- bis 55-Jährigen, die noch sexuell aktiv sind, von den 55- bis 70-Jährigen immerhin noch 60 Prozent. Die gleiche Studie besagt, dass 55 Prozent der befragten Männer über 60 noch mindestens einmal pro Woche Sex hatten. Frauen zwischen 60 und 91 (!) noch durchschnittlich 1,4-mal pro Woche. Demnach hätten also Frauen ein sexuell aktiveres Liebesleben als die Männer. Aber bei aller Liebe, ich frage mich ernsthaft, mit wem denn nun eigentlich?

Glauben Sie nicht, dass nur in den USA der Sex der Alten erforscht wird.

- Eine schwedische Studie besagt, dass Frauen und Männer um die 70 heute ein aktiveres Sexleben haben, als ihre Altersgenossen vor 20 Jahren. Der Anteil von verheirateten Männern mit aktivem Sexleben ist von 52 auf 98 Prozent gestiegen. Bei Ehefrauen kletterte er von 38 auf 56 Prozent. Bei unverheirateten Frauen nahm der Prozentsatz von 0,8 auf 13 Prozent und bei unverheirateten Männern von 30 auf 54 Prozent zu.

In den letzten Jahren hat in der westlichen Welt ein eigenartiger Trend eingesetzt. Galt noch vor einigen Jahrzehnten häufiger Sex als sündig und ungesund, so gilt er heute als wahres Allheilmittel.

Und immer wieder wird ja heute gesagt: Sex hält jung, Sex gibt Kraft, Sex verbrennt Kalorien, Sex ist gesund. Deshalb wird Vitalität allzu oft über die sexuelle Aktivität definiert. Ältere Menschen, die kein sexuelles Interesse haben, denen Zärtlichkeiten und die gemeinsame Bewältigung des Alltags wichtiger sind als sexuelle Abenteuer, werden – so die Meinung von Kritikern – als gestört abgestempelt.

- Eine an der Universität von Zürich durchgeführte Studie zeigt aber, dass die sexuelle Aktivität und das sexuelle Interesse mit zunehmendem Alter abnehmen, insbesondere ab dem fünften Lebensjahrzehnt und stärker bei Frauen.

Es ist also eine verworrene Geschichte um Lust und Sexualität. – Die uns allerdings eines sagt: Wenn man das will, wenn man es körperlich und gesundheitlich schafft, kann man tatsächlich bis ins hohe Alter sexuell aktiv bleiben. So gesehen enthalten diese Erhebungen etwas, was Mut machen kann, entweder die eigene, eingeschlafene Beziehung wieder zu aktivieren oder noch einmal neu zu beginnen und es auch zuzulassen, sich wieder zu verlieben.

Sexuelle Ermüdungserscheinungen

Sexualität auszuleben ist natürlich etwas Wunderbares. Aber manchmal funktioniert eben nicht alles so wie gewünscht – und das liegt sicherlich auch am Alter und den beginnenden »Ermüdungserscheinungen«. Es hilft auch nichts mehr, wenn erklärt wird, dass regelmäßiger Sex zum Beispiel vor Impotenz schütze! Das ist übrigens das Ergebnis einer finnischen Studie. Wie die *Ärzte-Zeitung* berichtet, untersuchten Forscher für ihren Test knapp 1 000 Männer. Alle waren am Anfang der Studie noch potent. Nach fünf Jahren gab es Veränderungen. Diejenigen, die am seltensten Sex hatten, wiesen am häufigsten eine sogenannte erektile Dysfunktion auf, wurden also impotent. So waren von den Männern, die zu Beginn der Studie einmal pro Woche Sex hatten, später 7,9 Prozent von Impotenz betroffen. Bei den Männern mit mehr als einmal Sex pro Woche lag die Rate bei 3,2 Prozent, bei mindestens dreimal Sex pro Woche betrug sie 1,6 Prozent.

Es gibt noch eine ganz zentrale Frage, wenn es um die Liebe im Alter geht:

Wie viel verträgt ein krankes Herz? Ist die Liebe nach dem Herzinfarkt erlaubt oder droht womöglich der »Liebestod«? Der

Kardiologe am Rehabilitationszentrum in München Prof. Dr. med. Peter Mathes hat auf die wichtigsten Fragen die Antwort:

Wann darf man nach einem Herzinfarkt wieder Sex haben?

Etwa vier Wochen sollten sich die Patienten zurückhalten. Wer beim Abschlusstest in der Rehaklinik auf dem Ergometer mit 75 Watt ohne Schmerzen oder Rhythmusstörungen strampeln kann, braucht sich nicht zu schonen. 75 Watt entsprechen etwa der Belastung bei einem flotten Waldspaziergang.

Demnach ist das Risiko »Liebestod« für Herzkranke nicht erhöht?

Nur bei wenigen, deren Herzmuskel sehr stark geschädigt ist. Jeder Herzinfarktpatient sollte deshalb mit seinem Arzt über dieses Thema unbedingt sprechen.

Wie hoch ist die Gefahr bei einem Seitensprung?

Das kann problematisch werden. Je weiter sich jemand von einer vertrauten, liebevollen Beziehung in Richtung Heimlichkeit und Abenteuer entfernt, desto höher die Gefährdung für das Herz. Da spielt der Stress dann eine große Rolle.

Macht ein krankes Herz impotent?

Nein, allerdings fürchten viele Männer, nicht mehr so gut zu funktionieren. Ihre Ängste oder die ihrer Ehefrauen hindern sie mehr als die körperliche Erkrankung daran, sexuell aktiv zu sein. Auch können manche Blutdruckmittel Erektionsstörungen verursachen. Auch hier hilft ein klärendes Gespräch mit dem Arzt. Bei den Blutdruckmitteln gibt es heute gute Alternativen.

Sind Potenzmittel erlaubt?

Ja, mit Einschränkungen. Die Wirkstoffe in Sildenafil und den neueren Präparaten erweitern die Gefäße, sorgen so für bessere Durchblutung, die auch dem Herzmuskel zugute kommt. Aber: Der Wirkstoff senkt auch den Blutdruck. Wer gleichzeitig Nitratpräparate einnimmt, um erhöhten Blutdruck zu senken oder Herzbeschwerden beim Sex vorzubeugen, geht ein tödliches Risiko ein.

Viele Herzpatienten nehmen Weißdorn zur Herzstärkung ein. Gibt es da auch Probleme?

Nein. Mit Potenzmitteln sind keine Wechselwirkungen zu befürchten.

Noch mehr Lust- und Liebesbremsen

Da Sexualität und Liebe so eng miteinander verknüpft sind, hat jeder – egal ob Mann oder Frau – Angst davor, im Bett zu versagen. Ganz besonders dann, wenn man sich in den reiferen Jahren noch einmal so richtig verliebt hat. Wenn man endlich den Mut gefunden hat, die Vergangenheit loszulassen und sich auf eine neue Liebe einzulassen!

Ich habe Ihnen einige Untersuchungen zum Thema Sexualität im Alter aufgezeigt und wir haben es jetzt schwarz auf weiß, dass das größte Problem der Männer – und übrigens auch der dazugehörenden Frauen – die männliche Impotenz ist. Das ist auch ein Grund dafür, dass ein »reifer Single« sicherlich den Mut hat, sich zu verlieben, dann aber in letzter Konsequenz einen Rückzieher macht, weil er eben »nicht kann« oder weil er Angst davor hat, dass er als Mann nicht so funktioniert, wie eine Frau das von ihm erwartet. Was aber, bitteschön, erwartet sie denn? Es gibt keine Richterskala, auf der angezeigt wird, ob es jetzt gut, ausreichend oder total schlecht ist.

Hinter dieser Art von Bewertung steht immer wieder die alte Rollenerwartung, wonach der Mann die erotische Initiative ergreifen muss und die Frau dann hochbeglückt in die Kissen sinkt, und natürlich alles wunderbar findet, was er so alles draufhat.

Inzwischen ist es aber, hoffe ich, allen klar, dass das so nicht funktionieren kann. Denn beide – Mann und Frau – kommen in die Jahre und haben deshalb beide ihre sexuellen Ermüdungserscheinungen. Und diese beschränken sich übrigens nicht nur auf die »Erektile Dysfunktion« der Männer!

Ganz typisch ist die Aussage von Hartmut (48) aus Hamburg:

»Ich habe nie sexuelle Probleme gehabt, ich konnte immer und ich konnte, wann immer ich wollte. Ich habe meine Partnerinnen immer zum Höhepunkt gebracht. Das ist jetzt leider alles vorbei und ich habe keine Ahnung, warum. Mein Penis wird nicht mehr steif und wenn überhaupt, dann nur für ganz kurze Zeit. Das alles macht mich total fertig. Ich meine, ich bin doch noch in den besten Jahren oder vielleicht bin ich schon alt und weiß es nur noch nicht.«

Hartmut ist 48! Wir müssen also fragen, ab wann wir denn nun tatsächlich altern?

Der Urologe und Chefarzt der Urologischen Klinik Evangelisches Diakoniewerk Friederikenstift in Hannover sagt, dass wir ab der ersten Minute unseres Lebens altern. Spätestens wenn das Wachstum abgeschlossen ist, in der Regel ab 20, beginnt in einer sanft abfallenden Kurve der Alterungsprozess. Urologisch werden bei Männern deutliche Alterungsprozesse schon in der Altersgruppe zwischen 30 und 40 festgestellt.

Neben der genetischen Programmierung, der berühmten inneren Uhr, steuern exogene Prozesse die Alterung. Und genau diese äußeren Faktoren können wir selbst steuern.

Auf den Punkt gebracht bedeutet das Folgendes:

Wer übergewichtig ist und einen hohen Blutdruck hat und nichts dagegen tut, hat ein deutlich höheres Risiko, Erektionsstörungen zu bekommen, als der Mann, der sich vernünftig ernährt und Sport treibt. Der kann auch noch mit 70 oder 75. Vielleicht nicht mehr so oft, nicht mehr so stark und leidenschaftlich – aber er kann. Und darauf kommt es an!

Probleme mit der Prostata

Männer begegnen dem Thema Prostata unglaublich verkrampft. Der Grund dafür ist einfach zu erklären, weil »Prostata« sozusagen ein Synonym für das Altern des Mannes ist. Und weil jeder jemanden kennt, der unter diesem Krebs leidet oder daran gestorben ist. Veränderungen an der Prostata können gutartig oder bösartig sein. Im Alter zwischen 50 und 60 beginnt die Prostata in gutartigen Knoten zu wachsen und sich zu vergrößern. Ein Teil der Männer erlebt in diesem Alter, dass das Wasserlassen sich verändert, dass sie vielleicht nachts einmal mehr aufstehen müssen, dass der Harnstrahl schwächer wird. Deshalb ist es sehr wichtig, zum Arzt zur Vorsorgeuntersuchung zu gehen, um zu klären, was los ist.

Es gibt heute bereits Operationsmethoden, durchgeführt beispielsweise im UKE Eppendorf in Hamburg, die sehr effektiv sind. Entscheidend bei den Eingriffen ist die nervenschonende Operationstechnik. Denn die Erektionsnerven liegen auf der Prostata und können in einem frühen Krankheitsstadium noch beiseitegeschoben werden und damit bleibt die Potenz erhalten. Keine Frage – das ist für die Lebensqualität sehr wichtig.

Ich glaube, die Angst vor dem Verlust der Potenz ist der Hauptgrund, warum sich Männer nicht untersuchen lassen und lieber darunter leiden, dass halt nichts mehr so ist und so funktioniert wie in jungen Jahren.

Wenn eine Frau einem Mann gegenüber von seiner Midlife-Crisis spricht, dann wird das mit allen Mitteln der Kunst dementiert. Männer haben das nicht. Männer sind immer kraftvoll, jung und schön. Ja, ganz sicher – aber eher in ihren Träumen. Denn in der Wirklichkeit kommen auch Männer in die Wechseljahre – so wie wir Frauen eben auch –, nur hier heißt es dann Andropause, weil sich auch beim Mann die Hormone verändern. Beim Mann ist es das Absinken des Testosteronspiegels. Folglich gibt es auch beim Mann in den reifen Jahren Erschöpfungszustände, den deutlichen Verlust an Ausdauer und Muskelkraft, Vergrößerung der Prostata und gänzlichen Verlust der Potenz, unerklärliche Gewichtszunahme, starken Haarausfall, Nervosität, Hitzewallungen und Probleme mit den Augen. Männer müssen das alles nicht stumm und leidend hinnehmen, denn hier kann in der Tat medizinisch geholfen werden. Und kein Mann muss sich übrigens schämen, mit seinem Arzt darüber zu reden.

Nicht zu vergessen sind die seelischen Schwankungen, der auch ein Mann in diesem Alter unterworfen ist. Er stellt sein bisheriges Leben infrage, glaubt alles, was er einmal wollte, nie erreicht zu haben oder dass er es nicht mehr erreichen wird. Im Grunde hat er immer häufiger den Wunsch, aus dem bisherigen Leben auszubrechen und neu zu beginnen – was übrigens in den seltensten Fällen wirklich gelingt. Wenn ein Mann sich in diesen Jahren nicht selbst eingesteht, dass auch er älter wird und seine Ausfallerscheinungen hat, und wenn er niemanden hat, mit dem er offen und ehrlich darüber sprechen kann, dann wird er mit seinem Leben nur schwer fertig.

Aber ich bin mir fast sicher, dass ein guter Freund da ist und ein offenes Ohr für ihn hat. Am wichtigsten sind aber die Gespräche mit der Partnerin, denn die ist von all diesen Gefühlsstürmen direkt betroffen – und wenn er nicht sagt, was ihn bedrückt, kann sie nicht reagieren. Fühlt sich womöglich auch noch schuldig an seiner Misere. Und so bleibt dann die Liebe auf der Strecke.

Ich habe übrigens sehr bewusst zuerst über den Mann und seine sexuellen Ermüdungserscheinungen gesprochen, denn er ist es, der das alles nicht wahrhaben will. Er spricht nicht oder nur sehr ungern darüber und sein gutes oder schlechtes Lebensgefühl hängt sowieso immer nur mit seiner gut und immer funktionierenden Männlichkeit zusammen.

Nein, ich habe uns Frauen und unsere Probleme, die wir alle mit dem Älterwerden haben, nicht vergessen!

Probleme mit den Wechseljahren

Ich kenne – wie die meisten anderen Frauen mit 50plus, die Probleme, die wir alle in den Wechseljahren und auch noch danach haben. Ich weiß auch, wie man in der Gesellschaft – oder sollte ich besser sagen – in Männerkreisen über Frauen in diesem Alter spricht:

- Wir sind klimakterische Zicken, wenn wir nicht so funktionieren, wie ein Mann sich das vorstellt.
- Wir sind alte Jungfern, wenn wir keinen Partner haben – weil wir bewusst in jungen Jahren auf eine Partnerschaft verzichtet haben. Dass das im Laufe der Jahre zu einem Problem werden kann, ist sicherlich eine andere Geschichte!
- Es steht uns nicht mehr zu, uns für einen Mann, schon gleich gar nicht für einen jüngeren Mann, zu interessieren und zu flirten.
- Wir sind graue Mäuse, wir sind unsichtbar, wie unter einer Tarnkappe!

Aber meine Herren, das ist Schnee von gestern – die Frau mit 50plus ist attraktiv wie nie zuvor und hat jede Menge Selbstbewusstsein. Durch ihre Lebenserfahrung kann eine Frau von sich behaupten: Ich weiß genau, wo ich stehe und wer ich bin. Und ich kenne mich, meine Bedürfnisse und meinen Körper ganz genau!

Gerade weil wir unseren Körper so genau kennen, gehen wir zum Arzt, achten auf alle Veränderungen und sprechen auch über die Probleme, die wir haben. Und zwar mit dem Arzt und natürlich auch mit der besten Freundin, der es ja auch nicht anders geht.

Beim eigenen Partner sieht das schon ganz anders aus. Manche Frauen möchten mit ihm über einige Dinge nicht sprechen – da gibt es immer noch große Hemmungen auf der einen Seite und großes Unverständnis auf der anderen Seite.

Es stimmt, Frauen sind nicht so wahnsinnig glücklich darüber, wenn sie ins Klimakterium kommen oder bereits mitten drin sind. Denn das wird immer noch gleichgesetzt mit alt und uninteressant.

Die bange Frage für viele Frauen ist immer wieder: Wann beginnt das Klimakterium und wie lange dauert es? Die Antwort: Da alle Frauen unterschiedlich sind, kann man sagen, dass die Wechseljahre mit den üblichen Beschwerden ab dem 40. Lebensjahr beginnen können und mit 60 abgeschlossen sind. Ausnahmen gibt es natürlich immer.

Es macht uns traurig, dass nun die anscheinend besten Jahre vorbei sind, dass generell die Kräfte nachlassen und dass man nicht mehr so schlank, rank und knackig aussieht wie in jungen Jahren. Noch etwas gibt es, was uns unglücklich macht: Die Liebesnächte werden seltener und sie sind nicht mehr so heiß und leidenschaftlich, wie wir sie in Erinnerung haben. Der Alltag und alles, was damit zusammenhängt, hat uns oft genug den Spaß an der Liebe verdorben und unsere verschiedenartigsten Zipperlein, die allesamt mit den Wechseljahren zu tun haben, machen nicht die allergrößte Lust auf Sex. Um es ganz deutlich zu sagen: Die sexuelle Unlust macht sich breit und ist somit der Liebeskiller Nummer eins!

Es ist ja auch klar. Denn eine Frau, die unter Hitzewallungen oder ständigen Schweißausbrüchen leidet, die keine Nacht mehr richtig durchschlafen kann, die immer gereizt und nervös ist, die mit ihren Launen die Umwelt traktiert und in Depressionslöcher fällt, die hat eben keine Lust auf Sex. Dazu kommen dann sehr häufig auch Schmerzen beim Verkehr, hervorgerufen durch die Trockenheit der Scheide. Kein Wunder, dass man sich alles andere als wohlfühlt.

Aber – alles kann eine Frau in den Griff bekommen, wenn sie ärztliche Hilfe in Anspruch nimmt und entweder mit alternativer Medizin oder mit einer Hormonersatztherapie etwas dagegen tut. Dass auch Frauen sich gesund ernähren, sich bewegen, also Sport treiben und somit in Bewegung bleiben müssen, sollte inzwischen selbstverständlich sein.

Wichtig ist in den Wechseljahren auch, dass wir lernen, unser Alter zu akzeptieren und darauf stolz sind. Denn wir haben in unserem Leben schon sehr viel geleistet und können uns deshalb sehr entspannt zurücklehnen und unser Leben genießen.

Auch die Liebe könnten wir übrigens genießen: Denn jetzt ist die Zeit, in der man die Liebe zum Partner wieder aktivieren kann. Das Leben ist nicht mehr so hektisch und endlich gibt es Gelegenheit, Gemeinsamkeiten wieder auszuleben. Jetzt können Paare den Mut haben, gemeinsam wieder neu anzufangen.

Denken Sie daran, wie schön es ist, wenigstens einmal am Tag miteinander am Tisch zu sitzen und zu essen. Selbstverständlich kann jeder das auch für sich allein tun. Und gemeinsames Essen ist keineswegs eine Frage des Überlebens, aber es ist eines der zentralen Dinge im menschlichen Verhalten: Durch gemeinsames Essen wird Verbindung hergestellt!

Lachen Sie jetzt nicht, aber auch Sexualität will gestaltet sein. Genauso, wie man zum Beispiel ein Abendessen plant, auch wenn man noch gar nicht hungrig ist, ist auch die sexuelle Begegnung eines Paares nichts weiter als eine Verabredung, zu der man kommt und an der man teilnimmt. Es ist ja auch hinlänglich bekannt: Der Appetit kommt immer beim Essen!

Wenn Sie nun den Mut haben und sich auf den Weg machen, die alte Liebe wieder neu zu beleben, miteinander den Weg beschreiten, um sich wieder aufeinander freuen zu können, wenn Sie Lust und Freude mit Liebe empfinden, dann erwacht ganz automatisch auch wieder der Respekt für den anderen. Dann haben Sie wieder das unglaubliche Gefühl zu lieben und wiedergeliebt zu werden. Denn da sollten wir uns nichts vormachen: Die Liebe ist in der Tat der Motor unseres Lebens.

Das alles sieht natürlich etwas anders aus, wenn man allein lebt. Dann hat man all die Rituale nicht, aber man kann trotzdem sehr glücklich leben. Es ist normal, dass man sich nach einem Partner sehnt. Und es ist normal, dass man zwar den Mut hat, sich zu verlieben, aber nicht den Richtigen findet. Man darf nur nicht den fatalen Fehler machen und krampfhaft suchen. Das haben wir nicht mehr nötig! Wir müssen uns nicht mehr extra »aufhübschen«, um jemanden zu beeindrucken! Wir beeindrucken durch unser Selbstbewusstsein, durch unsere Lebenserfahrung und durch unseren Charme und durch unsere Ausstrahlung!

Ich selbst habe die Erfahrung gemacht, dass ein kleiner, feiner Freundeskreis mich auffangen kann, wenn ich es brauche. Ich hänge zwar immer noch an den vergangenen Ritualen, aber ich weiß inzwischen, dass nichts mehr so ist, wie es war. Und ich mache jetzt das Beste aus meinem Singledasein.

Ich bin übrigens im Internet auf ein neues, sehr interessantes Portal gestoßen, das ich nur empfehlen kann: www.proagenetzwerk.de. Das Pro-age-Netzwerk ist eine Online-Plattform, die Frauen in den besten Jahren kostenfrei einen virtuellen Ort zur Information, zum Austausch und zur Inspiration bietet.

Hier können Sie, wenn Sie wollen, mit anderen Frauen Ihres Alters in Kontakt treten und sich über aktuelle und persönliche Themen austauschen. Der Name ist dabei Programm: Das Pro-age-Netzwerk der Körperpflegemarke *Dove* steht für einen positiven Umgang mit dem Älterwerden und möchte Frauen Informationen rund um ein selbstbewusstes und aktives Leben und Älterwerden in all seinen Facetten bieten. Klicken Sie einfach mal rein – Sie werden überrascht sein! Ich bin es auch gewesen.

Viagra und Co. sei Dank – den Männern kann geholfen werden!

Es ist jetzt zehn Jahre her, um genau zu sein war es im Mai 1998, als eine kleine blaue Pille auf den Markt kam, eigentlich keine große Sensation! Aber genau diese Pille war wieder einmal eine sexuelle Revolution. Der amerikanische Pharmakonzern Pfizer führte Viagra in 120 Ländern ein, der größte Medikamentenlaunch der Geschichte. 32 Millionen Männer haben nach Angaben des Herstellers damit schon ihr Liebesleben aufgemöbelt, rund eine Million in Deutschland.

Wie es so oft ist, wurde das Medikament eher zufällig entdeckt: Bei der Forschung nach einem Mittel zur Behandlung der Angina Pectoris hatte man den Wirkstoff Sildefanil entwickelt. Die männlichen Probanden im Pfizer-Forschungszentrum im englischen Sandwich berichteten über die erstaunlichen Erektionen, die als Nebeneffekt eintraten. Natürlich müssen wir nicht unglaubliche Erektionen hochjubeln und hochloben! Eines ist aber richtig: Die Pille gibt den Männern ihre Sicherheit zurück. Und sichere Männer sind nun einmal die besseren Liebhaber.

Die Einführung von Viagra wurde von den Medien als zweite sexuelle Revolution gepriesen, nach der Einführung der Antibabypille, deren Einführung im Vergleich dazu eher schleppend verlief.

Die Pille eröffnete Frauen ganz neue Möglichkeiten und veränderte die Sexualität entscheidend. Frauen haben sich aber, wenn sie sich die Pille holten, auch ziemlich dumme Sprüche von Apothekern anhören müssen: »Sie wissen schon, dass Sie damit Ihrem Körper nichts Gutes antun und wenn Sie verheiratet sind, dann brauchen Sie so was zum Verhüten doch gar nicht«, hat einmal ein Apotheker zu mir gesagt. Ich fand das ziemlich unverschämt. Gekauft habe ich die Pille trotzdem.

Ähnlich wie die Pille traf Viagra den gesellschaftlichen Nerv:

Fitness ist auch im Bett zum Thema geworden. Sexueller Leistungsdruck ist lediglich eine Variante eines Körperkults, der Abweichungen von einem bestimmten Ideal ächtet – sei es nun Übergewicht oder ein Penis, der nicht hart wird.

Sexualität ist spätestens seit der Einführung der Pille von der Fortpflanzung getrennt. Viagra veränderte nun noch die Verbindung von Sexualität und Alter: Mit Sildenafil gedopt, kann nun auch der durchschnittliche Mann um die 60 den eisenharten Liebhaber abgeben.

Da die Abgabe von Viagra in Deutschland rezeptpflichtig ist, ist vorher der Besuch beim Urologen und die Diagnose »Erektile Dysfunktion« unbedingt erforderlich. Sie können sich schon denken, was jetzt kommt: Die meisten Männer trauen sich nicht, über ihr Problem zu reden! Nur 10 Prozent kommen in die Praxen, sagt Professor Ulrich Wetterauer, Urologe an der Universität Freiburg. Er bestätigt aber auch: »Es hat sich allerdings über die Medienberichte über Viagra verbessert. Erektionsstörungen werden in der Partnerschaft diskutiert und der Mann geht dann mit seinem Problem zum Arzt.« Nicht selten werden bei Erektiler Dysfunktion Herz- und Kreislaufprobleme festgestellt. Bereits mit dem Rauchen aufzuhören, führt in vielen Fällen schon zu einer verbesserten Erektion – auch ohne Viagra!

Wie sollte es auch anders sein, auf diesem Markt schläft die Konkurrenz natürlich nicht – und so gibt es, ebenfalls aus den USA, das Produkt Cialis von Eli Lilly. Als Drittes tummelt sich ein deutsches Patent auf dem Markt: das von Erwin Bischoff für Bayer entwickelte Levitra, das anstelle von Sildenafil mit dem Wirkstoff Vardenafil funktioniert.

Alle drei Medikamente wirken als sogenannte PDE-5-Hemmer nach dem gleichen Prinzip: Das Enzym Phosphodiesterase Typ 5 baut den Botenstoff cGMP ab, der dafür sorgt, dass der Penis erigiert. Bei Männern mit Erektionsschwäche geschieht dieser Abbau zu früh, der Penis wird zu schnell wieder schlaff oder gar nicht erst steif. Viagra, Cialis und Levitra verhindern genau das!

Ich sehe jetzt schon viele fragende Gesichter: Ja, das ist ja alles wunderbar, nur was soll ich jetzt nehmen, um ein ausdauernder Liebhaber zu sein? Und bitte, wie lange kann ich dann?

Ich sage es Ihnen: Cialis macht den Mann bis zu 36 Stunden fit, Levitra wirkt bis zu 12 Stunden und Viagra 4 Stunden.

Männer mögen darüber glücklich sein, dass ihnen mit diesen Medikamenten auf die Sprünge geholfen werden kann. Aber Frauen finden das nicht immer toll. Denn die sind nicht gedopt! Die sind dann einfach nur da, machen mit und fühlen sich wie Gummipuppen – denn für Frauen zählen eben auch Gefühle wie Liebe und Zärtlichkeit zur Sexualität. Und nicht nur die Tatsache, dass der Mann jetzt seine Pille eingeworfen hat und deshalb »kann« und das dann auch ausleben will.

Sehr bedenklich ist, dass der Viagra-Schwarzmarkt boomt – allein in Europa wurden 2007 rund 14 Millionen gefälschte Viagra-Tabletten im Wert von 160 Millionen Euro aus dem Verkehr gezogen. Was da verkauft wird, ist alles andere als gut. Wer solche Mittel einnimmt, läuft Gefahr, seiner Gesundheit zu schaden.

So kursiert zum Beispiel ein vom niederländischen Zoll beschlagnahmtes »pflanzliches« Viagra aus China, das synthetische Stoffe einer deutlich erhöhten toxischen Dosis enthält – so hoch, dass die niederländischen Behörden warnten, die Einnahme könnte tödlich sein. Die Holländer haben auch chinesische Potenzpillen der Marken *Herb Vigour*, *Natural Vigour* und *China Vigour* sichergestellt, die die normale Dosierung der Wirkstoffe um ein Vielfaches übersteigen und so zu fatalen Nebenwirkungen führen können.

Lassen Sie also bitte die Finger davon, gehen Sie zum Arzt, lassen Sie sich durchchecken und das Medikament verschreiben, das für Sie und Ihre Bedürfnisse am besten ist. Lassen Sie auch die Finger von allen Medikamenten, die im Internet auf zahllosen Seiten rezeptfrei zum Postversand angeboten werden. Ein Großteil dieser Medikamente ist gefälscht, sogenannte »Konterfeis« mit perfekt nachgemachten Verpackungen! All das schadet Ihrer Gesundheit – und hilft Ihnen in der Liebe, auch beim späten Glück, überhaupt nicht weiter.

Es gibt natürlich noch viel mehr »Wundermittel« im freien Verkauf, mit denen sich Männer und Frauen neue und noch größere Lust verschaffen können. Ich bin allerdings so ehrlich und sage Ihnen, dass diese Mittel alle nichts oder nicht viel nützen – denn es sind Nahrungsergänzungsmittel, die täglich genommen werden müssen. Aber ob sich das dann tatsächlich auf die Potenz oder die Lust auswirkt, kann ich nicht sagen.

Luststeigernde Nahrungsergänzungsmittel

Okasa ne – die Mischung aus Vitaminen, Mineralstoffen und Spurenelementen in Okasa ne ist ganz auf den männlichen Organismus abgestimmt. Sie fördert wohlausgewogen die Wiederauffüllung der Kraftreserven im Körper des Mannes und steigert die Leistungsfähigkeit.

Sexuelle Wellness verspricht **Maca**, das peruanische Knollengewächs, das in über 4 000 Metern Höhe in den peruanischen Anden wächst – und zwar schon seit Jahrhunderten. Trotz unwirtschaftlichster Temperaturverhältnissen. Seine hohe Widerstandskraft bezieht es aus dem mineralstoffreichen Boden in diesen Lagen. Purawell Maca wird in über 4 200 Metern Höhe gewonnen, wo die Erde besonders reich an Mineralien ist. In der Bevölkerung der peruanischen Anden wird Maca seit Jahrhunderten kultiviert. Und seit einigen Jahren steigt nun der Bekannheitsgrad von Maca auch in Europa, Asien und den USA. Es ist für Männer und Frauen geeignet und besteht zu 100 Prozent aus natürlichem Knollenpulver.

Dann gibt es noch etwas zum Sprühen für den Mann: **Vital forte perform spray for him.** Dieses Spray soll die Intimzone erfrischen und die Leistungskraft unterstützen. Enthalten ist in diesem Spray unter anderem Ginkgobiloba.

Oder soll es lieber etwas zum Cremen sein? Dann gibt es **Excite man retard** für ein befriedigendes Liebesleben. Kurz vor dem Geschlechtsverkehr auf den versteiften Penis und die Eichel verteilen und sanft einmassieren!

Durch die Creme **Gigaman** soll der Penis angeblich um bis zu 5 Zentimeter länger werden, wenn der Mann ihn einmal täglich damit eincremt!

Zum Thema »Wie verlängere ich meinen Penis?« habe ich noch etwas sehr Lustiges gefunden: Der Sänger und Rapper Thomas D. von den *Fantastischen Vier* sagte in einem Interview mit der Zeitschrift *Neon* Folgendes: »Schon als junger Mann habe ich Folgendes entdeckt: Ist das Glied erigiert und man schneidet oben rum die Schamhaare weg, dann bringt das eine optische Verlängerung um 1 bis 2 Zentimeter. Also Leute, vergesst die schwedische Saugpumpe. Macht euch lieber eine gescheite Frisur!« Gut, auch das ist eine Art, ganz besonders toll auszusehen, untenrum!

Aufmunterndes für Frauen

Jetzt werden Sie natürlich fragen: Ja, und was machen jetzt wir Frauen, gibt es denn da gar nichts? – Doch, gibt es, und zwar Folgendes:

Push up caps Mit diesen Kapseln wird die zarte Haut der Brüste und des Dekolletés in Topform gehalten. Die natürlichen Stoffe stimulieren die Entwicklung der Brustmuskeln, fördern die Zellerneuerung, unterstützen die Elastizität und bekämpfen die Austrocknung der Haut. Dadurch sieht das Dekolleté jugendlicher und frischer aus.

Und dann gibt es die **G-Punkt-Spritze** für mehr Lust für uns Frauen! Erst war sie Trend in den USA und jetzt auch bei uns. Per Injektion wird der G-Punkt im Inneren der Vagina mit Hyaluronsäure oder Eigenfett auf das Doppelte seiner Größe aufgepumpt. Das soll nämlich die sexuelle Erregbarkeit verbessern.

Professor Stefan Gress, ärztlicher Leiter der Münchner Sensualmedics, der diese Lustspritze nach Deutschland brachte, sagt: »Bei etwa 70 Prozent der Frauen ist der Eingriff erfolgreich.« Die Frage: Ist das alles ungefährlich? Dazu meint der Hormonexperte Johannes Huber von der Uni-Klinik Wien: »Der G-Punkt ist mit vielen Nerven durchzogen. Durch den Eingriff kann auch die Empfindlichkeit reduziert werden.«

Das ist ja alles schön und gut. – Wenn ich mir jedoch bedenke, was mir alles gesagt wird und wonach ich häufig gefragt werde, wenn es um »guten« Sex geht, bin ich doch einigermaßen skeptisch. Denn wie oft höre ich: »Wo bitte ist eigentlich der G-Punkt?« So da kann ich nur hoffen, dass er dann auch von den Männern gefunden wird – damit die Spritze nicht umsonst verabreicht wurde.

Damit Sie wissen, wonach Sie eigentlich suchen, hier die Erklärung zum G-Punkt, wie sie der Sexualforscher Ernest Bornemann in der Enzyklopädie der Sexualität erklärt:

»Die Gräfenberg-Zone oder der G-Spot oder der G-Punkt ist eine von dem Deutschen Frauenarzt Ernst Gräfenberg in den Vierzigerjahren entdeckte erogene Zone an der Vorderwand der Vagina entlang der Harnröhre. Bei Stimulierung durch Finger oder Penis schwillt das Gewebe an, wird fester und erreicht eine Ausdehnung von etwa 1,5 bis 2 Zentimeter. Die Berührung wird von der Frau als besonders lustvoll wahrgenommen und erzeugt multiple Orgasmen.«

Gibt es aber auch eine wirkliche Lustpille für die Frau? Die Frage ist doch irgendwie berechtigt, denn fast 60 Prozent der Frauen in Deutschland sollen angeblich an einer sexuellen Störung leiden. Aber nach der Lustpille für die Frauen suchen die Wissenschaftler bisher vergeblich. Doch nun soll Viagra – so hört man – auch der weiblichen Libido auf die Sprünge helfen.

Eine neue Studie der University of New Mexico in Albuquerque an 98 (!) Probandinnen hat ergeben, dass Viagra Frauen mit sexuellen Funktionsstörungen tatsächlich helfen kann. Nämlich dann, wenn ihre Probleme durch Antidepressiva verursacht wurden. Die von diesen Medikamenten verursachten Potenzstörungen bei Frauen könnten mit dem Wirkstoff Sildenafil zumindest teilweise behoben werden, berichtet das Team um George Nurnberg im Fachblatt *Jama*.

Der Grund: Moderne Antidepressiva, sogenannte selektive Serotonin-Wiederaufnahmehemmer (SSRI) helfen gegen Depressionen, denn sie erhöhen den Anteil des Gute-Laune-Botenstoffs Serotonin im Gehirn. Zu ihren Nebenwirkungen gehören jedoch Orgasmusprobleme und verminderte Erregbarkeit. Darunter leiden immerhin 30 bis 70 Prozent der Patientinnen.

Das mag sich alles möglicherweise ganz gut anhören! Ich warne aber ausdrücklich vor Selbstmedikation, das heißt also Finger weg, wenn Sie sich nicht haben beraten lassen. Wenn Sie tatsächlich Fragen haben, dann sprechen Sie darüber ausschließlich mit Ihrem Arzt. Tun Sie das nicht, dann können Sie Ihrer Gesundheit schaden und das darf nicht sein!

Die sinnliche Kraft der Kräuter und Gewürze

Wissen Sie, dieses Thema liebe ich über alles, denn es gibt so viele Geschichten und aphrodisierende und lustanregende Kräuter und Gewürze, die alles in den Schatten stellen, jedenfalls meiner Meinung nach. Und es gibt unzählige Bücher zu diesem Thema, in denen man sich schlaumachen kann. Zwei davon mag ich besonders gern: *Cuisine d'amour* von Max de Roche und *Natürliche Aphrodisiaka* von Josef Neumayer.

Seit es Menschen gibt, haben sie sich mit der Liebe und mit der Kraft von Aphrodisiaka beschäftigt. In allen Kulturen hat man Zauber- und Liebestränke zubereitet. Mit dem Ziel, das geliebte Opfer zu umgarnen und seine Liebe zu entfachen, aber auch, um Lustgefühle während des Liebesakts zu steigern. Dank geheimnisvoller Ingredienzien sollen Speis und Trank die Liebenden in ungeahnte Gefilde der Lust entführen.

Viele »klassische« Aphrodisiaka sind heute fast vergessen oder sogar in Verruf geraten. Dem Rhinozeroshorn wurde lange Zeit eine potenzsteigernde Wirkung nachgesagt. Der Mythos von der Alraune, die schon in kleinsten Dosen hochgiftig wirkt, ist total unverständlich geworden. Und den Alkohol – durchaus nützlich, um kleine Hemmungen zu lösen – hat Shakespeare im Macbeth so beurteilt: »Er fördert das Verlangen und dämpft das Tun.«

Haben Sie sich mal überlegt, woher das Wort »Liebe« eigentlich kommt? Wir haben es Aphrodite zu verdanken, der griechischen Göttin der Liebe. Der Sage nach entstieg sie dem Schaum des Meeres (Aphros = Schaum), in das der Titan Kronos das Glied seines von ihm entmachteten und entmannten Vaters Uranos geworfen hatte. Seitdem wird die »Schaumgeborene« als Fruchtbarkeits- und Liebesgöttin verehrt. Aphrodite verkörpert unbekümmerte Sexualität und sehnsüchtiges Verlangen. Das natürlich gestillt wird.

Obwohl die Ursachen des sehnsüchtigen Verlangens für die Liebenden heute noch so geheimnisvoll sind wie zu allen Zeiten, haben Wissenschaftler herausgefunden, dass der Auslöser sexueller Bedürfnisse im Gehirn zu suchen ist, genauer im Hypothalamus. Dieser Teil des Zwischenhirns ist auch für unser

Verlangen nach Speis und Trank zuständig. Die Vermutung liegt also nahe, dass sexueller Appetit und kulinarische Gelüste in Zusammenhang stehen. Eine erfüllte, lustvolle Beziehung geht schließlich über die bloße Matratzen-Akrobatik hinaus.

Die Lehre von der unerschöpflichen Manneskraft und der immer hingebungsvollen und raffinierten Geliebten gehören in das Reich der erotischen Mythen und Wunschträume. Leider! Die Angst der Männer im Besonderen vor dem Ausbleiben eben dieser Kraft ist dagegen eine altbekannte Tatsache. Durch allerlei Zauberei und Magie versucht die Männlichkeit, sich der Standfestigkeit im entscheidenden Augenblick zu versichern. Aber schon Aristoteles erklärte, dass jegliche Liebesmüh mit animierenden Speisen und lustspendenden Tränken vergeblich sei, sofern nicht Kraft und Vitalität im Körper selbst wohnen. Das ist doch sehr einleuchtend – und deshalb ist das Allerwichtigste, wenn es um Lust und Liebe geht, eine gesunde Ernährung – und eben viele Gewürze und Kräuter, die anregend wirken. Noch etwas gehört dazu – eine gute Portion Glauben an die Wirkung. Dann, so meine ich jedenfalls, kann nicht mehr viel schiefgehen.

Gewürze, Kräuter und Gemüse für das Liebesfeuer

Muskatblüte und Muskatnuss: Die pfirsichähnliche Frucht birgt einen harten Kern, die Muskatnuss, der von einem roten Samenmantel, der sogenannten Muskatblüte umgeben ist. Beide haben im fernen Osten den Ruf erworben, Lustspender zu sein. Neueste wissenschaftliche Untersuchungen zeigen, dass Muskatnuss, in großen Mengen genossen, psychedelische Rauschzustände hervorrufen kann und giftig ist. Also hier bitte sehr vorsichtig und sparsam damit umgehen!

Safran: Safran galt bei den Assyrern, den Phöniziern und den Griechen als belebendes und erregendes Extrakt. Letztere glaubten sogar, ein Mädchen könne einem Mann nicht widerstehen, nachdem sie sieben Tage lang mit Safran gewürzte Speisen genossen habe. Auch die Araber und sogar die Briten trauen dem wertvollen Gewürz erotisierende Fähigkeiten zu und bauen seit dem 14. Jahrhundert Safran-Krokusse an. Safran ist sehr teuer: Eine Ernte von 100 000 Blüten ergibt nur einen mageren Ertrag von 450 Gramm.

Vanille: Den gelben Blüten folgen duftende Schoten, die man in getrocknetem Zustand verwendet. Die Azteken perfektionierten damit ihre Schokolade. Heute aromatisiert man damit Eiscreme und andere Süßspeisen. Ihre nur schwach aphrodisierende Wirkung macht die schwarze Schote mit einzigartigem Aroma wett.

Cayennepfeffer (Tabasco): Diese tropische Pflanze mit den weißen Blüten bringt längliche Schoten mit weißen und roten Samen hervor. Im 18. Jahrhundert hatte man in England für diesen Pfeffer silberne Gefäße mit langstieligen Löffeln. Junge Männer aßen davon zur Stärkung ihrer Liebeskraft, alten Männern empfahl man es gegen Krämpfe. Als rasantes, belebendes Lebensmittel wirkt ein kleiner Löffel Cayennepfeffer in einem Glas frischem Tomatensaft.

Kardamom: Ganze Kardamomsamen dienen der Aromatisierung von Marinaden und Curry-Gerichten. Das *Kamasutra*, das indische Liebeslehrbuch, empfiehlt als besonders vielversprechend eine Gewürzmischung zusammen mit Ingwer und Zimt.

Chili: Den Namen dieses Scharfmachers haben wir von den Azteken übernommen, die sich etwa 5 000 Jahre an seiner Wirkung erfreuten. Seit Kolumbus finden diese Pfefferschoten weltweite Anerkennung unter den Liebeshungrigen.

Wilder Majoran/Oregano: Im alten Rom hat man für ein Brautpaar als Glückssymbol Kränze aus Oregano geflochten. Noch heute wächst das bittersüße Kraut auf wilden Wiesen. Wer sich in solch einem duftenden Kräuterbett zu einer lustvollen Rast niederlegt, wird bald vom Duft betört sein. Der griechische Name Oregano (oros = Berg, ganos = Freude) ist gut gewählt. John Gerard empfiehlt in seiner Kräuterkunde aus dem 16. Jahrhundert wilden Majoran all jenen, die »dabei seufzen«. Vermutlich diente es in Liebestränken der Ermunterung und Entspannung des schüchternen Liebhabers.

Rosmarin: Auch Rosmarin ist ein Hochzeitsschmuck und im 16. Jahrhundert übereichte man vornehmen Gästen einen Zweig als Willkommensgruß. Über diese Gewürz- und Heilpflanze hieß es: »Es beruhigt das Herz, den Magen, das Gehirn und alle übrigen empfindlichen Stellen des Körpers.« In der Tat verwendet man Rosmarin heute noch, um Herzklopfen zu kurieren und zugleich die Sinne zu beleben.

Minze: Die arabischen Liebhaber wussten schon immer von der aufrichtenden Wirkung der Minze. Ärzte verschreiben sie heute noch als Naturheilmittel gegen Impotenz und mangelndes Lustempfinden. Kochen sollte man diese aromatischen Blätter allerdings nur für Tees. Ein Pfefferminzauszug im Badewasser erfrischt und belebt – vor allem, wenn man zu zweit in der Wanne sitzt.

Basilikum: Stammt ursprünglich aus südlichen Teilen Asiens und dem tropischen Afrika. Heute wird das Gewürzkraut in den Mittelmeerländern, aber auch in unseren Breitengraden in kleinen Töpfen und in Kräutergärten gezogen. Die Geschichte sagt, dass die Pflanze den Hindus heilig und dem Götterpaar Lakshmi und Vishnu geweiht war. Alle, die zur Göttin und ihrem Gatten beten, nehmen täglich ein Basilikumblatt zu sich. Der Verzehr garantiert Gesundheit, Fruchtbarkeit und verhilft den Gläubigen zu einem aufregenden Sexualleben. Heute umschreibt man das weniger blumenreich: In großen Mengen genossen, steigert Basilikum das Liebesverlangen und die Liebesfähigkeit.

Petersilie: Wahrscheinlich stammt die Pflanze aus dem Osten des Orients – heute findet man dieses aromatische Kraut in jedem Kräutergarten. Petersilie ist nicht nur eines der beliebtesten Küchenkräuter, sondern wird seit dem Altertum auch als Heilmittel und Aphrodisiakum verwendet.

Schon vor etwa 2 500 Jahren trugen die Griechen bei festlichen Anlässen Petersilienkränze auf den Köpfen, um der Trunkenheit vorzubeugen. Außerdem galt sie als Symbol der Wiedergeburt mit der Kraft, neues Leben einzuhauchen. Im Mittelalter galt die Petersilie als Hexenkraut und aphrodisisch wirkende Pflanze.

Durch den hohen Gehalt an Vitaminen und Mineralien ist die Petersilie ein universell einsetzbares Heilkraut. Sie lindert Blasenschwäche, Eisenmangel und Diabetes. Zum wirkungsvollen Aphrodisiakum wird sie vorwiegend durch den anregenden Wirkstoff Apiol. Er wirkt leicht psychotrop und sexuell stimulierend.

Sellerie: Ich glaube, dass die geheimnisvolle Wirkung von Sellerie allen Menschen bekannt ist. Dazu gibt es auch eine ganze Menge Anekdoten und Geschichten. Der Sellerie stammt ursprünglich aus dem südeuropäischen Raum und ist inzwischen weltweit verbreitet. Bei den Ägyptern, Griechen und Römern wurde die Nutz- und Heilpflanze sehr verehrt und war dem Gott der Unterwelt geweiht. Als Glücksbringer hatten die Knollen in jedem Haus einen festen Platz. Im frühen Mittelalter kam Sellerie über die Alpen nach Deutschland, konnte sich aber als Kulturpflanze erst im 18. Jahrhundert einbürgern. Die Volksheilkunde erkannte zunächst seine harntreibende Wirkung und setzte ihn bald auch als sexuelle Stimulanz ein. Vor allem ein frischer Salat soll umgehend stürmische Liebesglut entfachen. Das ist der Grund dafür, dass Sellerie bei sexueller Unlust und Impotenz verordnet wird.

Knoblauch: Ein Knollengewächs, das Vampire angeblich überhaupt nicht mögen. Als Heimat für dieses Gemüse gelten die Steppengebiete des Irans und Afghanistans, wo man ihn bis heute wild wachsend antrifft. Von da aus gelangte er nach China, wo er seit Jahrtausenden als Kulturpflanze angebaut wird. Bei uns findet man ihn in Gemüse- und in Kräutergärten und verschiedentlich auch in landwirtschaftlicher Kultur. Schon um das 3. Jahrtausend v. Chr. war Knoblauch ein beliebtes Gewürz, Zaubermittel und Aphrodisiakum. Die viel gelobte Knolle verbreitete sich über Rom, Athen, Ägypten bis zum asiatischen Kulturkreis. Für die arme Bevölkerung des Altertums war Knoblauch ein Hauptnahrungsmittel. Die griechischen und römischen Soldaten versprachen sich von der heiligen Pflanze Kraft für den Kampf. Rom weihte den Knoblauch der Fruchtbarkeitsgöttin Ceres und die Liebesdienerinnen bereiteten aus dem Saft einen Liebestrank. Zugleich wurde dem Knoblauch nachgesagt, Impotenz zu heilen, sofern diese durch Hexerei hervorgerufen wurde. Was nichts anderes hieß, als dass sie psychischen Ursprungs war.

Seine aphrodisische Wirkung wird noch heute hochgelobt, wenn er roh oder gegart unter die verschiedensten Gerichte gemischt wird, die dann in romantischer Stimmung verspeist werden. Bitte achten Sie aber darauf, dass Sie beide davon essen. Sonst wachen Sie am nächsten Morgen nebeneinander auf und können sich im wahrsten Sinne des Wortes nicht mehr riechen.

Geht die Liebe auch durch den Magen?

Wir haben nun viel über Gewürze, Kräuter und Gemüse und deren Wirkung auf unsere Liebeslust gesprochen. Jetzt sollten wir der Frage nachgehen, was es mit der alten Volksweisheit »Liebe geht durch den Magen« auf sich hat.

Oder anders gefragt: Gibt es sexuell anregendes Essen?

Klar gibt es das! Das haben wir ja bereits bei den Gewürzen, Kräutern und Gemüsen erfahren. Jetzt muss ich jedoch eine kleine Einschränkung machen. Jeder hat ja für sich bereits Dinge ausprobiert und diese als fabelhaft empfunden. Sicherlich auch deshalb, weil gerade zu diesem Zeitpunkt ein Liebhaber aktuell gewesen ist, der besondere Klasse hatte oder irgendwas konnte, was einem im ganzen Leben nicht mehr passiert ist.

Oder es war so toll, weil man mit seinem eigenen Partner einen Abend zu zweit zelebriert hat, den man nie mehr vergisst.

Und hinzu kommt noch etwas – die Geschmäcker sind verschieden. Deshalb werde ich mich hüten, irgendwelche Rezepte niederzuschreiben, von denen Sie vielleicht sagen werden: Das ist ja ungenießbar oder das mag ich überhaupt nicht. Aber ich verrate Ihnen die Zutaten, die für ein erotisches Essen wichtig sind und denen man gleichzeitig eine sehr effektive Wirkung nachsagen kann.

Vorweg aber einmal Folgendes: Wir Frauen – und dabei nehme ich mich keineswegs aus – neigen ja dazu, zu übertreiben, wenn es darum geht, für einen besonderen Anlass ein besonderes Essen zu kochen. Wenn Sie also ein erotisches Essen planen und dann auch zubereiten – machen Sie bitte keinen Aufstand in der Küche! Bereiten Sie um Himmels willen kein Fünf-Gänge-

Menü zu. Das macht wahnsinnig viel Arbeit und es riecht auch nicht immer sehr gut. Weder in der Küche, der gesamten Wohnung und auch Sie selbst duften anschließend nicht mehr wie eine Rose. Was ich Ihnen damit sagen will, ist, dass Kleinigkeiten, raffiniert zubereitet, völlig ausreichen.

Wichtig ist immer, dass die Umgebung, der Rahmen stimmt, – also ein schön gedeckter Tisch, Kerzen und Blumen. Auch hier ist Vorsicht geboten, Blumen sollen nicht zu stark duften. Das verträgt sich nämlich überhaupt nicht mit dem Essen! Schöne Musik aufgelegt, die beiden Beteiligten gefällt, und dann kann es losgehen! Denken Sie daran, dass der Wein oder der Champagner gut gekühlt ist und der Rotwein dekantiert, also aus der Flasche in eine Karaffe gegossen, damit er sein Aroma voll entwickeln kann.

Total falsch ist es, wenn Sie sich den Bauch mit Schweinsbraten und Knödeln vollschlagen und dazu jede Menge Bier trinken. Sie sind danach zu müde und möglicherweise auch zu betrunken, um noch etwas anderes zu wollen als ins Bett – und zwar allein, und genau das sollte ja nicht der Zweck der Übung sein.

Aber jetzt zu den wirklich anregenden Speisen:

Austern und Meeresfrüchte

Austern eilt ja ein Ruf wie ein Donnerhall voraus. Schon Casanova schwärmte von ihrer Wirkung. Er bevorzugte Austern entbartet, umlegt mit einem Ring aus Kaviar und mit marinierten Tomatenscheibchen. Madame Dubarry bot ihrem königlichen Liebhaber Austern abgestreift in eigenem Saft und in ausgehöhlten Kartoffeln an, das Ganze mit Rahmsoße bedeckt, mit geriebenem Parmesan bestreut und im Ofen überbacken. Da diese Dame sicherlich nicht selbst in der Küche stand, war dieses Menü auch möglich. Denn es macht viel Arbeit – und übrigens dick – wegen der Rahmsoße!

Wenn Sie also Austern essen und an die aphrodisierende Wirkung glauben, dann seien Sie vorsichtig – 12 Stück sind mehr als genug und auch üblich. Wenn Sie zum Beispiel 40 Stück essen, dann kommen Sie mit einem Eiweißschock ins Krankenhaus und nicht aufs Liebeslager!

Hummer, Krabbenschwänze, Langusten, Seezungenfilets und Steinbutt sind ebenfalls anregend und außerdem sehr gut und einfach zuzubereiten.

Fleisch und Geflügel

Auch Edelgeflügel verfehlt nie seine Wirkung. Es stimmt, Wachteln, gefüllt mit Ananas und kurz in Butter gebraten, beeindrucken jeden Gaumen. Oder Sie entscheiden sich für Ingwer-Hähnchen, die reichlich mit Petersilie gewürzt und mit frischen Ingwerscheiben belegt werden.

Wenn Sie mehr zum Fleisch tendieren, kann es auch eine gegrillte Rinderlende sein, belegt mit Markmedaillons, dazu feine Bohnen mit recht viel Bohnenkraut und frischer Petersilie. Oder ein Steak, kurz gebraten mit kleinen Petersilienkartoffeln.

Oder wie wäre es mit geräuchertem Fleisch? Das berühmte Bündner Fleisch aus der Schweiz, luftgetrocknet und mit geheimnisvollen Kräutern und Weißwein gewürzt, kann verführerisch wirken. Es weckt bisher verborgene Kräfte. Auch Schinken gilt als wirkungsvoller Kraftspender, ganz gleich, ob man sich eher von Parmaschinken mit frischen Feigen oder von Lachsschinken mit Roquefort ermuntert fühlt.

Als Wanderer in den Dolomiten bekommt man mit etwas Glück Bresaola zu kosten, getrocknetes Rindfleisch in einer würzigen Marinade. In den Bergen von Kentucky dagegen führt kein Weg am berühmten Kentucky-Ham vorbei. Das ist über Hickory- und Apfelbaumholz geräuchertes Schweinefleisch, das ein Jahr lang »gereift« ist. Sie müssen übrigens nicht extra verreisen, um an diese Köstlichkeiten zu kommen. Alles gibt es auch bei uns – in den wirklich gut sortierten Feinkostgeschäften!

Und was bitte gibt es danach? Nein, noch nicht ins Schlafzimmer! Jetzt gibt es noch leckeren Nachtisch – zum Beispiel Fruchtsalat aus reifen Mangos mit Kiwis, mariniert mit etwas Limonensaft, oder wenn Sie es mögen, frittierte Bananen mit Waldhonig karamellisiert. Oder Sie reichen einen Champagner-Ananas-Cocktail, wobei man klein geschnittene Ananasstückchen in wenig Weißwein und Fruchtzucker im Kühlschrank ziehen läst und kurz vor dem Servieren mit Champagner auffüllt.

Es geht natürlich auch leichter und weniger aufwendig mit nicht zu scharf gewürztem Käse mit frischen Feigen oder Trauben zu einem Glas samtigen Rotwein. Und der krönende Abschluss ist ein Espresso oder Kaffee mit einem edlen Cognac oder Brandy oder einem milden Grappa. Dazu aber nicht etwa Kekse reichen, sondern ein paar Stückchen dunkle Schokolade! Und für alle Gerichte gilt – bitte nicht zu viel, denn sonst ist es mit der Liebeslust vorbei und Sie haben sich völlig umsonst die ganze Arbeit gemacht!

6

Späte Liebe – neue Beziehungs- und Lebensmodelle?

Wir brauchen uns nichts vorzumachen, es ist immer das Schönste und sicherlich auch das Beste, was passieren kann, wenn man mit dem eigenen Partner ein neues Glück wiedergefunden hat.

Es spricht eigentlich auch alles dafür: Die beiden waren viele Jahre zusammen, haben alle Stürme des gemeinsamen Lebens gemeistert, haben den Nachwuchs groß werden sehen und auch die ersten Lieben der Kinder miterlebt – und sich an die eigene stürmische Zeit erinnert. Sie haben hart gearbeitet, um sich ein einigermaßen schönes Leben aufzubauen und auch zu erhalten. Nicht zu vergessen die Entbehrungen, die sie in Kauf nehmen mussten, weil das Geld nicht reichte, um zum Beispiel jedes Jahr in Urlaub zu fahren. Das machen wir dann später, wenn die Kinder groß sind und wir endlich Zeit füreinander haben, wurde sich dann immer wieder versichert.

Wenn wir noch jung genug sind, wenn wir noch die Kraft haben, alles zu stemmen, was wir möchten, dann verschwenden wir keinen einzigen Gedanken daran, dass es in der Beziehung auch mal zu ernsthaften Krisen kommen kann. Dass man sich voneinander entfernt und die Liebe auf einmal verschwinden kann, ist ein schleichender Prozess. Wenn man bemerkt, dass es so weit gekommen ist, ist man darüber sehr unglücklich. Natürlich kann man sich nun voneinander trennen – man kann aber auch um seine Beziehung kämpfen, um die Liebe wieder neu zu entdecken. Und dabei spielt es überhaupt keine Rolle, ob man erst 40 ist oder bereits zur Generation 50plus gehört.

Wie sich die Partnerschaft allerdings in späteren Lebensjahren gestaltet, hängt vor allem davon ab, wie sich diese in den mittleren Lebensjahren entwickelt hat und wie der Einzelne gravierende Rollenveränderungen verarbeitet. Vielfach wird unterschätzt, dass im Alter wesentliche, inzwischen verfestigte Persönlichkeitsqualitäten vom Partner anders als in früheren Jahren wahrgenommen werden. Oftmals leider nicht nur anders, sondern der Partner findet sie sogar unangenehm. Dies liegt sicherlich auch daran, dass die Häufigkeit der gegenseitigen Kontakte nach dem Ausscheiden aus dem Arbeitsprozess schlagartig zunimmt und die Bereitschaft nachlässt, partnerschaftliche Kritik anzunehmen.

Jetzt ist also diese Zeit gekommen. Sie gehen in den Ruhestand oder sind es vielleicht schon seit einiger Zeit. Es darf jetzt kein Drama entstehen, Sie dürfen keine Entzugserscheinungen aufkommen lassen, weil Sie nun nicht mehr »wichtig« sind und es keinen Tratsch mehr mit Kollegen gibt. Was nun zählt, ist etwas ganz anderes: Sie haben jetzt alle Zeit der Welt, um gemeinsame Reisen zu machen, gemeinsame Hobbys zu pflegen, Sport zu treiben und sich um Freunde zu kümmern. Und es ist doch etwas Fantastisches, Zeit für die Liebe und für zärtliche Stunden zu zweit zu haben. Nutzen Sie diese Zeit!

Die Kinder, oft der »stärkste Ehekitt«, sind aus dem Haus, sie beeinflussen die Partnerschaft nur noch bedingt. Nehmen sie nun erotische oder sexuelle Bedürfnisse ihrer vermeintlich dazu viel zu alten Eltern wahr, belächeln sie das! Eine neue Beziehung von Vater oder Mutter betrachten Kinder sowieso als unangemessen oder gar absurd! Eigentlich eine Frechheit – oder? Aber auf diesen Aspekt komme ich noch einmal gesondert!

Trotz allem – es ist selbstverständlich, dass man seinen Kindern weiterhin verbunden bleibt. Aber bitte lassen Sie sich nicht ausnutzen – nach dem Motto: »Die Eltern machen das schon, die haben ja nichts mehr zu tun!«

Machen Sie sich deshalb bewusst: Sie sind keine Babysitter und keine Kinderbetreuer und schon gar kein »Putz- oder Reparatur-Team«, das den Kindern jegliche Arbeiten in Haus und Garten abnimmt. Denken Sie daran – Sie haben Ihr Leben lang genug gearbeitet und nun haben Sie in der Tat Besseres zu tun: Leben Sie endlich Ihr eigenes Leben!

Neue Wohnformen im reifen Alter

Mit fortschreitendem Alter stellt sich ganz automatisch die Frage: Wollen wir mit all dem Krempel, der sich im Laufe der Jahre angesammelt hat, in der Wohnung oder im Haus bleiben? Ist das nicht alles viel zu groß und viel zu umständlich für uns? Und was geschieht, wenn wir tatsächlich einmal auf Hilfe angewiesen sind?

Tun Sie mir einen Gefallen und antworten Sie jetzt nicht, Ihre Kinder werden sich kümmern, schließlich seien Sie doch eine Familie!

In den meisten Fällen kümmern sich die Kinder nicht um die Familie und schon gar nicht um die Eltern. Wenn doch, dann wollen sie Geld sehen. Das ist nämlich überall knapp. Mir ist klar, dass das jetzt sehr hart klingt – aber es ist so. Ich kenne das aus dem eigenen Bekanntenkreis, dass es unschöne Diskussionen darüber gegeben hat, wenn Geld für Krankenhaus oder Pflegeheim benötigt wird. Wissen Sie, das sind sehr unwürdige Diskussionen. Denn diese Dinge sollten ohne großes Getöse und Gejammere bezahlt werden. Hier geht es schließlich um die Eltern, die sich ja ein ganzes Leben lang um die Kinder gekümmert und sich für sie krummgelegt haben.

Früher war das alles ganz anders und überhaupt kein Problem. Da wohnten die Generationen unter einem Dach und alle waren gut untergebracht. So war es vor allem auf dem Land. Die Arbeit wurde ein- oder aufgeteilt. Für die Kinderbetreuung waren die Großeltern da. Und die großen und kleinen Probleme, die auftauchten, die wurden gemeinsam besprochen und auch gelöst. Die Großmutter war fast immer die Frau, die das letzte Wort hatte – sie hatte ihre guten und schlechten Erfahrungen im Leben gemacht und konnte jetzt Rat geben.

Leider ist das fast überall vorbei. Tatsache ist: Wer in seinem bisherigen Leben auf Komfort nicht zu verzichten brauchte, möchte natürlich auch im Alter die Vorzüge eines attraktiven Wohnumfeldes genießen. Zum Beispiel in einer Premium-Residenz, die ihren Bewohnern einen gehobenen, aber eben auch einen geborgenen Lebensabend im luxuriösen Sterne-Ambiente bietet. Besonders im Alter wächst das Bedürfnis, sich eine persönliche Erlebniswelt zu schaffen, ohne dass Lebensqualität und Selbstbestimmung darunter leiden. Warum sollte man seine Interessen aufgeben oder vernachlässigen, nur weil man sein bisheriges Wohnumfeld verlassen hat oder verlässt.

Mir ist klar, dass Sie jetzt völlig richtig sagen: Ist ja alles gut und schön, aber das kann sich doch kein Mensch leisten. Das ist wahnsinnig teuer. Sie haben recht, das kostet viel Geld. Aber man kann doch einmal davon träumen. Das ist doch unglaublich schön!

Der Zukunftsforscher Professor Horst W. Opaschowski ist in seinem Buch *Besser leben, schöner wohnen? Leben in der Stadt der Zukunft* den Wohnwünschen und Bedürfnissen der Deutschen nachgegangen: Jeder vierte Bundesbürger (26 Prozent) will in Zukunft in einer Wohnanlage mit Menschen in der

Nachbarschaft leben, die gleiche oder ähnliche Interessen haben. Das ist auch der Grund dafür, dass solche Wohnanlagen geplant oder bereits fertig sind. Und zwar für Singles, Paare, Familien, Rentner und Zuwanderer. Denn, so Opaschowski:

»Immer mehr Menschen wollen in Zukunft Lebensstile und nicht nur Wohnhäuser kaufen. Wohnungsbaugesellschaften werden dann bemüht sein, Wohnsiedlungen mit gemeinsamen Interessen zu offerieren und ein Leben unter Gleichgesinnten zu garantieren.«

Ich finde das alles unglaublich spannend, denn in solch einer Umgebung ist niemand allein und auf sich selbst angewiesen. Aber – wenn man allein sein will, dann kann man sich auch zurückziehen. Noch etwas anderes ist daran wirklich gut: Wer als Single dort lebt, hat alle Chancen, noch mal einen neuen Partner kennenzulernen.

Sie können sich darüber im Internet informieren. Im Themenportal für die Generation 50plus (www.perita.de) können Sie alles Wissenswerte nachlesen.

Betreutes Wohnen in schöner Umgebung und in gepflegten Anlagen gibt es im ganzen Bundesgebiet. Diese Wohnform bietet Ihnen den Komfort eines vollwertigen Zuhauses in Kombination mit einer professionellen Betreuung für das barrierefreie Leben im Alter. Beim großen Onlineportal www.immobilienscout24.de finden Sie nicht nur Immobilienangebote, sondern auch Anlagen für Betreutes Wohnen in ganz Deutschland.

Sie werden staunen! Und Sie können neben den Einrichtungen für Betreutes Wohnen auch eine Anzahl an Pflegeheimen, Altenheimen und Senioreneinrichtungen im Ausland sowie ambulante Pflegedienste finden.

Wenn man umzieht – das wissen Sie ja selbst am allerbesten – dann muss man sich natürlich vorher erkundigen, wie die neue

Wohnung aussieht und man muss Vergleichsmöglichkeiten haben und vor allem wissen, wohin man denn eigentlich will.

Wenn es um Betreutes Wohnen geht, sind folgende Schritte wichtig:

Die Suche nach einem geeigneten Haus. Es muss für Sie klar sein, an welchen Ort Sie ziehen wollen: ruhig, zentral, in die Nähe Ihrer Kinder. Informieren können Sie sich bei Gemeinden, bei Wohlfahrtsverbänden, bei Bausparkassen und anderen Einrichtungen.
Die Besichtigung des Hauses. Vereinbaren Sie einen Besuchstermin und lassen Sie sich alles so genau wie möglich zeigen und erklären. Ganz wichtig: Schauen Sie sich auch die Umgebung an. Nutzen Sie Gespräche mit Bewohnern und fragen Sie nach einer Möglichkeit zum »Probewohnen«. Ein kleiner Tipp von mir: Wenn Sie ohne Anmeldung hinfahren und sich umsehen, dann sehen Sie wahrscheinlich am besten, was los ist und ob Ihnen das Haus gefallen könnte. Denn es kann nichts extra für Ihren Besuch vorbereitet werden.
Der Vergleich der Angebote. Der Begriff »Betreutes Wohnen« garantiert noch keine bestimmten Leistungen. Daher ist ein genauer Vergleich der Leistungen und Kosten erforderlich. Fehlen Ihnen Informationen, so haken Sie nach und klären Sie offene Punkte telefonisch oder bei einer weiteren eingehenden Besichtigung.
Der Miet- und Betreuungsvertrag. In der Regel haben Sie zwei Vertragspartner: Der Mietvertrag wird mit dem Vermieter, der Betreuungsvertrag mit dem Betreuungsträger abgeschlossen. Im Betreuungsvertrag sind die

Leistungen des Grundservices durch einen pauschalen Betrag, der den haustechnischen Dienst und die Betreuung durch eine Kontaktperson umfasst, abgedeckt.
Alle wissenswerten Informationen bekommen Sie von der Bundesarbeitsgemeinschaft der Senioren-Organisationen (BAGSO e.V. in 53119 Bonn – oder im Internet unter www.bagso.de).

Damit wir uns jetzt nicht falsch verstehen: Was ich Ihnen hier darlege, kann man in Anspruch nehmen – man muss das natürlich nicht. Denn das hängt ja auch vom Lebensalter und den Lebensumständen ab.

Mit der neuen Liebe zusammenziehen?

Wenn Sie sich als Single endlich wieder verliebt haben, was machen Sie dann? Ziehen Sie gleich gemeinsam in eine Wohnung – oder warten Sie vielleicht noch ein wenig, weil Sie glauben, dass das der Liebe nicht unbedingt guttut?

Wie auch immer – es ist eine schwerwiegende Entscheidung. Denn man will ja vor lauter Liebe mit dem anderen immer zusammen sein. An diesem Wunsch ändert sich übrigens gar nichts, wenn man das mit den ersten Lieben in unserem Leben vergleicht. Das liegt in der Natur aller Liebenden: Sie alle wollen gemeinsam in einer Wohnung gemütlich miteinander leben, gemeinsam einkaufen, kochen, essen. Miteinander auf dem Sofa sitzen und fernsehen. Und später dann miteinander ins Bett gehen. Denn das Wichtigste im Leben ist ja, dass man nicht allein ist, dass man jemanden zum Reden hat.

Denn auf das – und das ist der Unterschied zur Liebe in den jungen Jahren – hatte man vielleicht sehr lange verzichten müssen.

Ich finde, dass diese ureigenen Wünsche und Träume ganz normal sind – aber in der Realität sieht das alles etwas komplizierter aus.

Wenn man sich in den reiferen Jahren noch einmal neu verliebt, dann muss man sich genau überlegen, was man will und was man dann letztendlich tut! Sich eine gemeinsame Wohnung zu nehmen, ist aus wirtschaftlicher Sicht bestimmt klug – denn man kann alle Kosten teilen. Aber man kann dann auch nicht mehr allein bestimmen, wie die Wohnung denn eingerichtet werden soll. Da kann es schon die ersten Komplikationen geben, wenn es um Bilder, um Sofas, Sessel, Betten oder die Farben an den Wänden geht. Wollen Sie das? Ich glaube nicht! Dazu kommt auch noch, dass Sie als Frau ja dann ganz automatisch dafür zuständig sind, dass zu Hause alles läuft. Genau das aber müssen Sie nicht mehr!

Ganz abgesehen von den Ritualen, die sich jeder Mensch im Laufe seines Lebens zulegt. Wer immer oder sehr lange allein gelebt hat, der kann durchschlafen, vor allem dann, wenn niemand neben ihm liegt und möglicherweise auch noch schnarcht. Man kann sich quer ins Bett legen und alle Decken an sich reißen, ohne dass sich darüber jemand beschwert, und man kann im Bett lesen, bis die Augen zufallen. Man hat die alleinige Macht über die Fernbedienung und es gibt auch keine Revierkämpfe im Badezimmer und kein Gemecker darüber, weil wieder mal tagelang die Zahnpastatube nicht zugeschraubt war und nun ausgetrocknet ist.

Natürlich sind das alles Banalitäten, die ich hier aufgezählt habe, aber das sind leider die Dinge, die unglaublich nerven können und die dann letztendlich zum Streit führen.

Es ist etwas Wahres daran, wenn man sagt: »Wenn man nicht zusammenlebt, zusammen in einer Wohnung, dann lernt man sich nie richtig kennen. Weil man ja immer nur das ›Sonntagsgesicht‹ des anderen sieht! Und weil man nicht lernt, tolerant und kompromissbereit zu sein.« Das mag alles stimmen – aber ich glaube, dass die Liebe schöner und aufregender ist, wenn man die Möglichkeit hat, sich auch einmal ganz zurückzuziehen und – trotz Liebe und Liebesglück – auch einmal allein zu sein. Schon deshalb, weil sich dann beide wieder darauf freuen, miteinander etwas zu unternehmen.

Wer aber jetzt unbedingt eine gemeinsame Wohnung haben will, der sollte sich vorher einem kleinen Test unterziehen. Testen Sie Ihre neue späte Liebe am besten im Urlaub, ob Sie auch auf engem Raum füreinander bestimmt sind.

Wenn Sie mit Ihrer neuen späten Liebe zusammenziehen:

Leben Sie weiter wie bisher. Keiner von Ihnen sollte schlagartig seine persönlichen Lebensgewohnheiten ändern, denn absolutes Fixieren auf den anderen ist der garantierte Anfang vom Ende der Liebe.
Sorgen Sie für eine ganz klare Aufgabenverteilung, damit Sie sich nicht über technische Details streiten müssen.
Klären Sie auch die Finanzen! Ich weiß, dass man dem anderen immer vertrauen möchte, aber ich finde es besser, wenn jeder sein eigenes Konto und dafür auch die Verantwortung hat. Wenn es allerdings um die gemeinsamen Lebenshaltungskosten geht, dann müssen diese vernünftig geteilt werden. Und darüber müssen Sie vorher sprechen, damit es keine Missverständnisse und böse Überraschungen gibt.
Schaffen Sie sich auf jeden Fall Rückzugsmöglichkeiten. Jeder will mal für sich allein sein. Es ist sehr gut, wenn dafür jedem ein Zimmer zur Verfügung steht oder die

Möglichkeit besteht, auch einmal bei einem Freund oder einer Freundin zu übernachten. Ohne dass daraus ein großes Drama entsteht.

Akzeptieren Sie die kleinen Macken des anderen. Kommen Sie niemals auf die Idee, den Partner ändern zu wollen. Das hat doch auch als wir jung waren überhaupt nicht funktioniert!

Denken Sie an sich selbst! Uns wurde zwar immer wieder gepredigt – sei bitte nicht so egoistisch, denke nicht immer nur zuerst an dich! Das stimmt sicher auch – aber in der Liebe läuft das eben doch etwas anders. Vor allem dann, wenn man liebestechnisch noch einmal neu durchstartet. Es ist wichtig, sich dabei nicht zu verlieren und auf die eigenen Bedürfnisse zu achten. Genauso wie man den Partner nicht verändern kann oder sollte, dürfen wir uns nicht vor lauter Liebe »verbiegen« lassen, um dem anderen auch wirklich zu gefallen. Sich auf die Bedürfnisse seines Partners einstellen zu wollen, ist zwar die Voraussetzung für eine funktionierende Beziehung, aber diese Bereitschaft sollte niemand überstrapazieren.

Menschen können sich noch so ähnlich sein, bestens zusammenpassen, sie sind dennoch verschieden. Das ist ja das spannende an einem Mann und an einer Frau. Das heißt, in einer Partnerschaft können er und sie niemals nur deckungsgleiche Bedürfnisse haben. Diese Tatsache ist kein Manko, sondern eine grundsätzliche Bereicherung für eine Beziehung. Denn auf Dauer wäre es langweilig, den Partner anzuschauen und das Spiegelbild des eigenen Wesens vor Augen zu haben. Mehr noch: Es wäre nicht auszuhalten, denn man sähe nicht nur, was man an sich selbst liebt, sondern auch das, was belastet.

Das heißt: Die wesentlichen Bedürfnisse, die ein Mensch hat, sollte er befriedigen, mit oder ohne Partner. Verzichtet er darauf, wird er langsam unzufrieden und schneller unglücklich, als er glaubt. Und wie geht es dem Partner? Dem vergeht ebenfalls das Lachen, wenn er in das Gesicht seines häuslichen Gegenübers blickt. Er wird unzufrieden, verbreitet schlechte Laune und wird ebenfalls unglücklich.

Mit der Liebe ist es dann vorbei! Deshalb denken Sie bitte ganz egoistisch, wenigstens ab und zu, immer zuerst an das, was Ihnen guttut. Sie werden mit Sicherheit einen Weg finden, dass der Partner Sie versteht und mit Ihnen glücklich ist.

Kein Grund zur Rechtfertigung

Muss man sich rechtfertigen, dass man ausgerechnet jetzt, im reifen Alter, die große Liebe gefunden hat und diese auch zulässt?

Das ist eine Frage, die immer wieder gestellt wird. Denn wir alle haben ja bereits einiges im Leben durchgemacht! Und außerdem haben wir ja auch Familien oder Kinder aus einer Ehe, die aus welchen Gründen auch immer nicht mehr existiert. Sie alle reagieren mit Unverständnis, weil es sich scheinbar ab einem gewissen Alter nicht mehr gehört, sich zu verlieben.

Das finde ich ziemlich unverschämt, denn wir haben das Recht auf ein neues Glück. Mir ist zum Beispiel nach dem Tod meines Mannes vonseiten der Familie durch die Blume gesagt worden, dass man natürlich gar nichts dagegen hätte, wenn ich noch einmal »jemanden finden würde«. Ich habe anfangs darüber gelacht, was sonst. Aber dann habe ich grundsätzlich darüber nachgedacht – wie ein erwachsener Mensch sich in einer solchen Situation verhalten kann:

- Die erste Entscheidung, die Sie allein treffen, ist, ob Sie eine neue Liebe zulassen wollen oder nicht. Dazu brauchen Sie keinen »Familienrat« mehr. Wir sind alle längst erwachsen.
- Haben Sie Kinder aus einer früheren Beziehung, so sollten Sie diesen natürlich sagen, dass es wieder einen neuen, sehr wichtigen Menschen in Ihrem Leben gibt. Sie dürfen und können nicht erwarten, dass alle hocherfreut sind und sich alle gut verstehen. Falsch ist es auch, gleich wieder eine harmonische Familie sein zu wollen. Damit belasten Sie Ihre neue Beziehung, weil ja keiner den anderen richtig kennt und möglicherweise auch gar nicht kennenlernen will.
- Völlig verkehrt ist es auch, dem neuen Partner immer wieder von den alten Verletzungen zu erzählen. Er kann ja nichts dafür und er ist ein völlig anderer Mensch.
- Richtig ist aber, dem neuen Menschen in Ihrem Leben zu signalisieren, dass Sie zum Beispiel die Trauer um den Verlust eines Partners akzeptieren und respektieren. Denn das verstärkt das Vertrauen in einer neuen Beziehung.

Was ich Ihnen mit diesen Überlegungen sagen will: bitte keine Heimlichkeiten! Es ist Ihr Leben, das Sie jetzt so führen können, wie Sie es für richtig halten. Sie müssen sich für nichts und bei niemandem rechtfertigen. Das haben Sie nicht nötig. Stehen Sie zu Ihren Gefühlen und zu Ihrer Liebe! Lassen Sie die Vergangenheit los und genießen Sie Ihr neues Leben und Ihr neues Glück. Und dabei ist es völlig egal, wie alt Sie sind oder wie alt Ihr neuer Partner ist.

Zum Thema Alter habe ich zum Schluss einen nicht ganz ernst gemeinten Tipp von Agatha Christie. Sie empfiehlt Frauen, einen Archäologen zu heiraten, falls sie denn einen finden. Er sei geradezu der ideale Ehemann, denn: »Je älter du wirst, umso interessanter findet er dich.«

Ein sehr guter Rat! Finden Sie nicht auch? Haben Sie den Mut, neu anzufangen – und wieder zu lieben.

Ich wünsche Ihnen dazu viel Glück!

Literaturhinweise

Katharina Zimmer: *Die Kunst allein zu leben.* 221 Seiten. Econ Verlag, München 2002. Taschenbuchausgabe Ullstein-Verlag, München 2004

Max de Roche: *Cuisine d'amour.* 96 Seiten. Stedtfeld Verlag, Münster 1991

Josef Neumayer: *Natürliche Aphrodisiaka.* 151 Seiten. Econ Verlag, München 1998

Prof. Horst W. Opaschowski: *Besser leben, schöner wohnen? Leben in der Stadt der Zukunft.* 265 Seiten. Primus Verlag, Darmstadt 2005